Dr. med. Ursula Jacob

Osteoporose natürlich behandeln

So helfen Naturheilverfahren und Naturheilmittel bei Knochenschwund mit Rückenschmerzen und der Gefahr von Knochenbrüchen.

Frühzeitig erkennen, gezielt vorbeugen, natürlich behandeln.

Ärztlicher Rat, praktische Hilfen.

Mitarbeit Norbert Wölfl

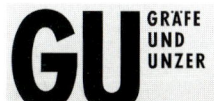

GRÄFE UND UNZER

Wichtiger Hinweis

Die von den Autoren der Reihe GU Ratgeber LEBEN
vertretenen Auffassungen in bezug auf Krankheiten und
ihre Behandlung unterscheiden sich gelegentlich von der
allgemein anerkannten medizinischen Wissenschaft.
Jeder Leser ist aufgefordert, in eigener Verantwortung zu
entscheiden, ob und inwieweit die in diesem Buch dar-
gestellten Naturheilverfahren und Naturheilmittel für ihn
eine Alternative zur »Schulmedizin« sind.
Dieses Buch enthält Erläuterungen und Empfehlungen
zur Vorbeugung und Behandlung der Osteoporose. Sollten
Sie sich in der Einschätzung Ihrer Beschwerden und in
der Wahl der für Sie geeigneten Behandlungsmaßnahmen
nicht sicher sein, wenden Sie sich bitte an Ihren Arzt.

Inhalt

Inhalt

Ein Wort zuvor

Unser Leben ist ein ständiges Werden und Vergehen, von der Empfängnis bis nach dem Tode werden ohne Pause Körperzellen neu gebildet, andere sterben ab. Das gilt auch für unsere Knochen. In der Kindheit und Jugend überwiegt der Aufbau, die Regeneration. In der zweiten Lebenshälfte überwiegt dann der Abbau, die Degeneration. Mit 70 Jahren hat jeder Mensch ein Drittel seiner maximalen Knochenmasse, die er im dritten Lebensjahrzehnt besaß, verloren. Im strengsten Sinne könnte man sagen, daß jeder Mensch, der lange genug lebt, Osteoporose bekommt.

So entwickelt sich Osteoporose

»Os« ist das lateinische Wort für Knochen. Osteoporose bedeutet das Porös- oder Brüchigwerden von Knochen. Es muß nicht unbedingt eine Krankheit daraus werden. In diesem Buch möchte ich zeigen, daß Osteoporose kein Schicksal ist, das man einfach hinzunehmen hat, denn

● manche Menschen bekommen Osteoporose schon vor dem 40. Lebensjahr, andere erst mit 70,

● einige Menschen leiden sehr unter den Veränderungen ihrer Knochen, andere merken nie etwas davon,

● es gibt heute wirksame Möglichkeiten der Vorbeugung und der Behandlung.

Wann eine Osteoporose auftritt und wie sie verläuft, hängt von vielen verschiedenen Faktoren ab, die wir – wie die erbliche Anlage – nur zum Teil beeinflussen können. Seit einigen Jahren steht jedoch fest, daß schon vor dem 20. Lebensjahr die Weichen dafür gestellt werden, ob und wann diese wohl häufigste Krankheit der Welt auftritt.

● Unkenntnis, Gedankenlosigkeit und Ernährungssünden können schon bei Menschen, die sich noch kerngesund fühlen, den Grundstein für eine vorzeitige und dramatisch verlaufende Osteoporose legen. An sie wende ich mich mit diesem Buch ebenso wie an bereits Betroffene.

● Bei richtiger Vorsorge spätestens vom 35. Lebensjahr an ließen sich 60 Prozent aller späteren Osteoporosen vermeiden, haben die Orthopäden festgestellt. Vorbeugen ist immer leichter und sinnvoller als Heilen. Wir wollen doch alle möglichst lange gesund bleiben.

Beugen Sie vor

● Aber auch dann, wenn sich die Krankheit bereits durch Beschwerden bemerkbar macht, gibt es viele Möglichkeiten, ihr Fortschreiten aufzuhalten und die Symptome zu lindern.

In den Lehrbüchern steht, daß es gegen Osteoporose keine zuverlässig wirkenden Medikamente gäbe. Das mag stimmen. Leider wird oft verschwiegen, daß uns die Natur einige Mittel und Methoden beschert hat, die sich sowohl vorbeugend als auch zur Behandlung mit Erfolg einsetzen lassen. Osteoporose kann man also nur »natürlich« behandeln.

Natürliche Behandlung

Ob dabei von »Heilen« die Rede sein sollte, ist eine Frage der Definition. Mediziner drücken sich da sehr vorsichtig aus. Nach diesen strengen Maßstäben bleibt ein Epileptiker auch dann sein Leben lang ein Epileptiker, wenn er nach richtiger Behandlung niemals wieder einen Anfall erleidet und keine Medikamente einnehmen muß. Wer einmal Asthma hatte, ist für immer ein Asthmatiker, selbst wenn bei ihm jahrzehntelang keine Atemnot mehr auftritt.

Wenn bei jedem Menschen im Laufe der Zeit die Knochen schwinden und brüchiger werden, sollte man die Osteoporose als einen natürlichen Prozeß wie das Altern betrachten und erst dann von einer Krankheit sprechen, wenn tatsächlich Beschwerden auftreten. Wir haben es in der Hand, diesen Prozeß um sehr viele Jahre hinauszuschieben.

Kleiner Leitfaden durch das Buch

Orientierungshilfe

Damit Sie sich in diesem Ratgeber gut zurechtfinden, möchte ich Ihnen einen kleinen Leitfaden geben, an dem Sie sich, Ihrem Anliegen und Interesse entsprechend, orientieren können.

● Wenn Sie sich allgemein über Osteoporose und ihre Ursachen informieren möchten, erfahren Sie alles Wissenswerte in dem Kapitel »Osteoporose – die häufigste Krankheit der Welt« (→ Seite 9). Sie werden in diesem Kapitel bereits viele praktische Empfehlungen finden.

● Wenn Sie wissen wollen, ob Sie gefährdet sind, Osteoporose zu bekommen, und wie Sie dieser Gefahr entgehen können, finden Sie in dem Kapitel »Vorsorge bringt 30 beschwerdefreie Jahre« (→ Seite 23) alles für Sie Wichtige.

Neue Erkenntnisse

In diesem Kapitel sind wertvolle Tips, Hinweise, Rezepte, Übungen zur Vorbeugung der Osteoporose aufgeführt. Der Risiko-Test (→ Seite 23), bisher unveröffentlicht und einmalig in der Osteoporoseforschung, liefert Ihnen zuverlässige Anhaltspunkte, die Sie mit Ihrem Arzt besprechen sollten.

● Wenn Sie bereits an Osteoporose erkrankt sind, finden Sie in dem Kapitel »Natürliche Behandlung der Osteoporose« (→ Seite 62) eine ausführliche Beschreibung aller seriösen und erprobten Behandlungsmethoden, die Sie zum Teil selbst durchführen können.

Dieser Ratgeber bietet Ihnen also zweierlei in etwa gleichgewichtiger Verteilung: Zum einen Aufklärung, neue Erkenntnisse, wichtige Informationen zum Thema »Osteoporose«, zum anderen Behandlungsvorschläge, praktische Anwendungen, Rat und Hilfe zur Vorbeugung und Behandlung. Beide Teile sind im Buch oft miteinander verschränkt, so daß Sie im Anschluß an informative Erläuterungen oft schon praktische Empfehlungen finden; im Behandlungsteil hingegen sind auch ausführliche Informationen aufgenommen, um die praktischen Anwendungen verständlicher werden zu lassen. Es gibt im übrigen zwischen Vorbeugen und Heilen keine klare Trennlinie. Deshalb tauchen in diesem Buch die wichtigsten Informationen wiederholt auf, da sie für Sie sowohl bei der Vorbeugung als auch bei der Heilung von Bedeutung sind.

Aufklärung ist wichtig

Zu guter Letzt liegt es nur an Ihnen, inwieweit Ihnen dieser Ratgeber von Nutzen ist, damit Sie wieder gesund werden oder gesund bleiben.

Osteoporose – die häufigste Krankheit der Welt

Ab 35 schwinden die Knochen

Die Wende tritt eigentlich schon mit dem Abschluß der Pubertät ein – von da an geht's bergab. Die Knochen nehmen an Masse und Festigkeit nicht mehr zu; zuerst tritt ein Stillstand ein, dann kommt die Degeneration in Gang. Dieser Prozeß verläuft jedoch viele Jahre lang so langsam, daß wir ihn nicht wahrnehmen.

In der Mitte unseres dritten Lebensjahrzehnts wird bereits mehr Knochensubstanz abgebaut als aufgebaut. Es tritt ein »Defizit in der Knochenumbaubilanz« ein. Wie groß dieses Defizit ist, hängt weitgehend davon ab, daß wir das Richtige tun und das Falsche lassen.

Auf den meisten Gebieten hat uns die Natur mit großzügigen Reserven ausgestattet. Warum beginnt dann die Degeneration der Knochen so früh? Und warum werden Osteoporosen immer häufiger? Ist unser Skelett etwa eine Fehlkonstruktion?

Das Skelett – eine Fehlkonstruktion?

Es gibt drei einleuchtende Antworten auf diese Fragen:

● Höhere Lebenserwartung: Noch vor wenigen Generationen lag die durchschnittliche Lebenserwartung in Europa bei 40 Jahren. Zu Beginn unserer Zeitrechnung war sie um mindestens zehn Jahre geringer. Für die Zeitspanne von 30 bis 40 Jahren reichte die Haltbarkeit der Knochen aus. Die meisten Menschen starben, bevor sie Osteoporose bekommen konnten.

● Aufrechter Gang: Vor etlichen hunderttausend Jahren entschlossen sich unsere Vorfahren, künftig auf zwei Beinen zu gehen. Dadurch bekamen sie einen besseren Überblick und hatten die Hände frei für andere Aufgaben. Die Vorteile wurden teuer erkauft, denn Wirbelsäule und Stützapparat haben sich bis heute nicht optimal auf die völlig anderen Belastungen durch den aufrechten Gang umgestellt. Vierbeiner bekommen im allgemeinen keine Osteoporose.

»Der Preis« aufrechten Gangs

● Die Industrialisierung: Autos und öffentliche Verkehrsmittel nehmen uns anstrengende Bewegung ab, die schwere körperliche Arbeit überlassen wir weitgehend den Maschinen. Unser Leben ist bequemer geworden, damit

Negative Folgen des Fortschritts

nimmt aber auch die lebensnotwendige Belastung von Muskeln und Sehnen ab. Außerdem hat sich unsere Ernährung durch industriell hergestellte Massenprodukte radikal geändert. So schnell stellt sich der Organismus nicht um.

Störungen in der Knochenstruktur können sicher auch andere Ursachen haben. Doch die drei genannten Gründe sind hauptsächlich daran schuld, daß Osteoporose zu einem Problem geworden ist. Der Mensch ist bestimmt keine Fehlkonstruktion; er büßt nur dafür, daß er sich von der Lebensweise entfernt, für die er gemacht wurde. Keiner von uns will wieder auf Händen und Füßen laufen, in die Bäume klettern, auf Erfolg und Wohlstand verzichten oder mit 30 Jahren sterben. Wir müssen aber lernen, auch die nachteiligen Folgen des Fortschritts zu erkennen, um aktiv gegen sie vorgehen zu können.

Wann wird Osteoporose zur Krankheit?

Von Krankheit sprechen wir dann, wenn wir leiden oder wenn zumindest unser Wohlbefinden gestört ist. Nach dieser Definition leiden mindestens sechs Millionen Deutsche an Osteoporose. Im fortgeschrittenen Alter ist es schon jeder dritte. Neuere Untersuchungen lassen ein weiteres Ansteigen dieser Zahlen befürchten.

Frauen sind stärker betroffen

Die »klassische« Osteoporose ist eine Alterskrankheit, die aus dem fortschreitenden Abbau von Knochensubstanz und ihrer Veränderung entsteht. Sie tritt bei Frauen dreimal öfter auf als bei Männern. Weise Frauen, die ein für frühere Verhältnisse hohes Alter erreichten, nannte man »Hexen« und stellte sie immer mit einem Buckel dar. Im vorigen Jahrhundert wurde der Begriff »Witwenbuckel« (→ Seite 71) erfunden, weil insbesondere die Wirbelkörper im Bereich der Brustwirbelsäule porös werden und einbrechen (→ Seite 68). Hauptsächlich waren davon ältere Frauen betroffen, denen es vor der Erfindung des Sozialstaates und nach dem Tod ihres Ernährers in der Regel schlecht ging. Die Mangelernährung förderte ihre Osteoporose.

Ein anderes Problem als diese »postmenopausische« Osteoporose ist die in den letzten Jahren auffallend zunehmende »juvenile« Osteoporose bei jungen Frauen vor den Wechseljahren. Sie macht sich im Röntgenbild durch die »Fischwirbelkrankheit« oder ähnliche Veränderungen der Wirbel bemerkbar und ist in der Regel auf einen länger andauernden Mangel an Kalzium, Elektrolyten, Gerüstsubstanzen, Hormonen oder auch auf eine Kortisonbehandlung zurückzuführen. Auch der Mißbrauch von Abführmitteln, häufige Schlankheitskuren, ein Ungleichgewicht bei den Mineralstoffen und andere Faktoren spielen dabei mit. Auf die Dauer lassen es sich unsere Knochen nicht gefallen, wenn wir aus Bequemlichkeit eine normale Ernährung durch »Pommes« oder »Fastfood« ersetzen. Das ist prima, wenn wir Hunger und wenig Zeit haben. Es darf nur nicht zur Regel werden.

Vielerlei Ursachen

Die juvenile, vor den Wechseljahren auftretende Osteoporose ist in der Regel »transitorisch«, also vorübergehend und relativ leicht zu beheben, wenn man sie rechtzeitig erkennt und die begangenen Fehler ausgleicht. Dann sind keine bleibenden Schäden zu befürchten.

> Für beide Formen der Osteoporose gilt: Sie wird dann zu einer Krankheit, wenn Abbau und strukturelle Schädigung der Knochenmasse gegenüber dem Aufbau, der Regeneration, ein solches Maß erreichen, daß daraus Schmerzen, Beeinträchtigungen der Bewegungsfähigkeit und andere Beschwerden entstehen. Je eher Sie die oft unklaren Symptome erkennen, desto besser sind die Aussichten der Behandlung.

Achten Sie auf die Anfangssymptome

Der Beginn einer Osteoporose wird in vielen Fällen deshalb übersehen oder falsch diagnostiziert, weil die Symptome so »unspezifisch« sind, daß auch etwas anderes, zum Beispiel Überanstrengung, eine Grippe, Menstruationsprobleme oder ein schlichter Muskelkater, dahinterstecken könnten. Die

Meist werden sie übersehen

11

Warnzeichen Glieder- schmerzen

Glieder schmerzen und fühlen sich an wie Blei, vom Rücken strahlen ringförmig leichte Schmerzen aus, die lästig, aber nicht zu lokalisieren sind, vom linken Knie geht ein dumpfer Schmerz aus, durch einen Druck auf dem Brustkorb fällt das Atmen schwer. Damit geht man normalerweise noch nicht zum Hausarzt. Wenn doch, wird er verständlicherweise etwas gegen Grippe oder Gliederschmerzen verschreiben. Alle diese recht undeutlichen Erscheinungen gehen meistens rasch wieder vorbei.

Auch ein »Tennisarm« oder eine scheinbare Entzündung im Kniegelenk, die bald wieder abklingt, kann auf eine Osteoporose hindeuten. Wenn sich hexenschußartige Schmerzen wiederholen, kann das schon ein Zeichen für einen weit fortgeschrittenen Prozeß sein. Dann sollten Sie untersuchen lassen, ob es an der Bandscheibe oder an den Wirbelkörpern liegt.

Bei diesen unklar ausstrahlenden Mißempfindungen handelt es sich um ein »Kompressionssyndrom«, also um einen Druck, der auf bestimmte Nerven ausgeübt wird und die Beschwerden verursacht. Falls sich bei einer neurologischen Untersuchung herausstellt, daß Nerven und Bandscheiben in Ordnung sind, sollten Sie an eine beginnende Osteoporose denken.

Verändert sich die Körpergröße?

Die elastischen Bandscheiben ermöglichen unsere Beweglichkeit. Sie sind harten Beanspruchungen ausgesetzt und schrumpfen allmählich. Dann wird der Mensch kleiner.

Auch eine Schädigung der Wirbelkörper verringert die Körpergröße. Die noch gesunden Bandscheiben dehnen sich während der Nachtruhe aus – die Wirbelkörper dagegen verändern sich nicht. Daraus ergibt sich ein weiteres Symptom der Osteoporose, das Sie frühzeitig feststellen können:

Messen Sie vor dem Schlafengehen und nach dem Aufstehen möglichst genau Ihre Körpergröße. Wenn Sie regelmäßig Unterschiede von mehr als zwei Zentimetern feststellen, kann das ein Hinweis auf Osteoporose sein.

Messen Sie regelmäßig

Ein weiteres Symptom

»Glasknochen« sind eine ganz andere Krankheit (→ Seite 18), aber wenn Sie zu Knochenbrüchen neigen, ist ebenfalls an eine Osteoporose zu denken. Ein bekanntes Problem sind die schwer heilenden Oberschenkelhalsbrüche bei alten Menschen, aber es gibt auch jüngere Frauen, die regelmäßig in jeder Skisaison ihren Gips tragen. Sie gehören wahrscheinlich – unabhängig vom Alter – zu den sechs Millionen deutschen Osteoporotikern.

Häufige Knochenbrüche

Mit dieser Aufzählung von Symptomen möchte ich darauf hinweisen, daß wir den Anfängen wehren sollten.

Schutzfaktor Geschlechtshormone

Eine Krankheit, die bei Frauen um ein Mehrfaches häufiger auftritt als bei Männern und dann weit überwiegend nach der Menopause, muß von der Funktion der Sexualhormone abhängig sein. Diese Zusammenhänge sind inzwischen genau erforscht.

Unsere Nebennierenrinde produziert über 40 verschiedene »Steroide«, Hormone und hormonähnliche Substanzen, die man in drei Gruppen einteilt:

● Mineralokortokoide,

● Glukokortokoide (diese Gruppe von Hormonen ist am Glukose-, also am Stärke- oder Zuckerstoffwechsel wesentlich beteiligt, in unserem Zusammenhang aber nicht von Bedeutung),

● Sexualhormone (Östrogen, Progesteron und Testosteron).

Die Mineralokortokoide beeinflussen, wie der Name sagt, den Mineralstoffwechsel und regen den Knochenaufbau an. Zwei Zentren im Gehirn, nämlich Hypothalamus und Hypophyse, steuern die Tätigkeit der Nebennierenrinde und sorgen dafür, daß diese 40 Steroide in der richtigen Menge und zum richtigen Zeitpunkt zur Verfügung stehen.

Das Gehirn steuert die Hormonausschüttung

Für ein Gleichgewicht zwischen diesen Stoffen sorgt ein System von Feedback und Switch-off-Parametern. Das heißt zu deutsch, daß laufend Rückmeldungen an die Zentrale er-

13

Störung des Gleichgewichts

folgen und diese die Produktion bestimmter Steroide drosselt oder abschaltet, sobald eine Störung des Gleichgewichts droht.

Nun ist bekannt, daß die weiblichen Sexualhormone überwiegend in den Eierstöcken gebildet werden und die männlichen in den Hoden. Die Nebennierenrinde steuert bei Frauen wie bei Männern jeweils nur einen geringen Anteil zur Hormonmenge bei, aber sie besitzt den »Hauptschalter«. Er drosselt den Ausstoß von Mineralokortokoiden, sobald der Östrogenspiegel insgesamt absinkt.

> Östrogene und Mineralokortokoide sind aneinander gekoppelt. Sinkt ihr Spiegel, sind für den Einbau von Mineralstoffen in die Knochen weniger Anreize vorhanden, der Knochenaufbau nimmt ab, die Knochen verlieren an Festigkeit – es kann zu einer Osteoporose kommen.

Frauen sind stärker gefährdet als Männer

Schwangerschaft erhöht den Kalziumbedarf

Der Volksmund sagt: Jedes Kind kostet einen Zahn. Knochen und Zähne bestehen aus demselben Material und brauchen vor allem Kalzium. Kalzium braucht aber auch das Kind im Mutterleib in erheblichen Mengen. So tritt während der Schwangerschaft ein erhöhter Kalziumbedarf auf, der oft nicht hinreichend gedeckt wird.

Weitere Gründe

Die »ungerechte« Verteilung des Osteoporose-Risikos hat aber weitere Gründe. Im Laufe des Monatszyklus treten bei der Frau erheblich stärkere Schwankungen des Kalziumspiegels auf als jemals beim Mann, weil dieser keine vergleichbare Periode hat. Darüber hinaus gehen bei der Monatsblutung Mineralien und andere wichtige Stoffe verloren. Das Stillen bedeutet ebenfalls Verluste vor allem an Vitamin D, das für die Knochenbildung eine entscheidende Rolle spielt.

Die Rolle der Sexualhormone habe ich schon kurz beschrieben (→ Seite 13). Bei der Frau wird die Produktion von Östrogenen nach der Menopause innerhalb weniger Jahre abrupt eingeschränkt, bis sie zum Erliegen kommt. Das bedeutet gleichzeitig eine erhebliche Einschränkung der Mineralokortokoide, deren Verfügbarkeit an den Östrogenspiegel gekoppelt ist (→ Seite 14).

Beim Mann gibt es keinen solchen Einschnitt, die Produktion von Testosteron läßt nur allmählich nach und bleibt in einem gewissen Umfang bis ins hohe Alter erhalten. Dem Mann stehen daher auch mehr Mineralokortokoide für den Knochenaufbau zur Verfügung.

»Hormonschutz« bei Männern

Noch ein Punkt ist zu beachten. Die Feststellung, daß etwa dreimal so viele Frauen an Osteoporose erkranken wie Männer, sagt noch nichts über den Verlauf aus. Neben die quantitative Statistik müßte eine qualitative Übersicht treten. Es gibt eine Reihe solcher Erhebungen, die zu unterschiedlichen Ergebnissen gelangen; ein Trend ist jedoch erkennbar.

> Es bekommen nicht nur mehr Frauen Osteoporose, sie verläuft bei Frauen im Durchschnitt auch schwerer als bei Männern. Die Folgerung aus diesem erhöhten Risiko bei Frauen kann nur lauten: Sorgen Sie von Anfang an dafür, daß Defizite in der Kalziumversorgung immer ausgeglichen werden!

Schlankheitskuren erhöhen das Risiko

Es gibt einen weiteren »kleinen Unterschied«, auf den wir später ausführlicher zurückkommen (→ Seite 34): Frauen achten mehr auf ihre Linie und machen häufiger Schlankheitskuren als Männer. Die meisten gängigen Diätprogramme beruhen entweder auf einer einseitigen oder einer mengenmäßig reduzierten Kost. Das bedeutet, daß der Organismus eine Reihe von Vitaminen, Mineralstoffen und Spurenelementen, aber auch Aminosäuren und Enzyme (→ Seite 39) nicht in der erforderlichen Menge bekommt. Diesen Mangel kann man beheben, indem man »Vitalstoffe«, die in der reduzierten Nahrung nicht genügend enthalten sind, in Form von Ergänzungsmitteln zuführt. Meistens wird das jedoch nicht gemacht.

Unterversorgung

Jede Schlankheitskur bedeutet meist eine Unterversorgung mit Kalzium und Vitamin D und damit eine Vorschädigung für die Knochen. Je öfter Sie sich solche Mangelzustände zumuten, desto größer wird Ihr Osteoporose-Risiko.

Sind Sie besonders gefährdet?

Eine Risikogruppe im klassischen Sinne gäbe es bei Osteoporose nicht, steht in orthopädischen Lehrbüchern. Laut Statistik gibt es sie aber doch. Man kann diese Frauen, die überdurchschnittlich früh und häufig Osteoporose bekommen, sogar beschreiben:

»Kühle Blonde aus dem Norden«

Im Prinzip ist es der Typ »kühle Blonde aus dem Norden«, knabenhaft schlank, sportlich, mit kleinem Busen und wenig ausgeprägten Geschlechtsmerkmalen, selbständig, erfolgsorientiert, manchmal nervös und leicht erregbar. Eigentlich sind das Frauen, die uns von der Werbung als Idealtyp vorgestellt werden. Gerade sie sollen besonders gefährdet sein?

Ich möchte hier einem Mißverständnis vorbeugen. Wenn bei dieser Risikogruppe die statistische Wahrscheinlichkeit, an Osteoporose zu erkranken, höher liegt als beim Bevölkerungsdurchschnitt, bedeutet das noch lange nicht, daß Sie frühzeitig Osteoporose bekommen müssen, wenn Sie dem beschriebenen Typ entsprechen. Sie sollten dann aber besonders wachsam sein und die Vorschläge zur Vorbeugung (→ Seite 23) ernst nehmen.

Risikofaktoren

Das erhöhte Risiko läßt sich auf mehrere Gründe zurückführen.

● Erstens ist bei schlanken, hellhäutigen Frauen in der Regel die Ausschüttung von ACTH (Adrenocortocotropes Hormon) verringert. Es wird im Vorderlappen der Hypophyse gebildet und steuert die Hormonproduktion der Nebennie-

Hormone

renrinde, also auch die des Östrogens und der Mineralokortokoide. Damit wird der »Schutzfaktor« verringert, es bildet sich weniger Knochenmasse neu.

● Zweitens ist bei diesen Frauen häufig der Ausstoß von Adrenalin erhöht. Dieses Hormon wird im Mark der Nebenniere gebildet. Es steigert die allgemeine Aktivität, legt aber bei Erregung die Nebennierenrinde lahm.

Erhöhte Adrenalin-Produktion

● Drittens tritt bei knabenhaften Frauen, deren Versorgung mit Östrogen herabgesetzt ist, die Menopause häufig früher ein.

Dunkelhaarige, vollbusige Frauen mit ausgeprägten weiblichen Geschlechtsmerkmalen weisen einen höheren Östrogenspiegel und eine bessere Versorgung mit Mineralokortokoiden auf. Sie mögen öfter Gewichtsprobleme haben, sind aber weniger anfällig für Osteoporose.

● Viertens beeinträchtigen Streß und Aufregung indirekt und vorübergehend die Knochenbildung. Das ist noch nicht **Streß** bedenklich. Wer jedoch jahrelang unter ständigem Druck steht, geht schon ein größeres Risiko ein. Es ist zwar statistisch noch nicht nachgewiesen, aber einleuchtend: Ausgeglichene, harmonische Menschen werden seltener krank. Das gilt auch für die Osteoporose.

> Wenn Sie zur Risikogruppe gehören, sollten Sie doppelt gewissenhaft auf eine ausreichende Versorgung mit Kalzium und Vitamin D achten.

So wirken Hormone und Medikamente

Antibabypille: In den letzten Jahren hat sich der Verdacht **Antibabypille** verstärkt, daß Antibabypillen mit hohem Gestagengehalt die körpereigene Östradiolproduktion herabsetzen. Östradiol ist das wirksamste unter den Östrogenen. Wenn es nicht in ausreichendem Maße vorhanden ist, steigt das Risiko für die Knochen (→ Seite 13). Wer ohnehin gefährdet ist, sollte sich auf jeden Fall eine der Mini- oder Mikropillen verschreiben lassen, die nicht so stark in den Hormonhaushalt eingreifen.

Medikamente: Es gibt eine Reihe von Medikamenten, die bei länger dauernder Einnahme dem Körper viel Kalzium entziehen. Dazu gehören vor allem bestimmte Antibiotika. Es ist deshalb immer ratsam, den Beipackzettel aufmerksam zu lesen und den Hausarzt nach möglichen Nebenwirkungen eines Medikamentes zu fragen.

Antibiotika

Abführmittel: Ein Mißbrauch von Abführmitteln führt dazu, daß mit der Nahrung aufgenommenes Kalzium wieder ausgeschieden wird, bevor es über den Darm resorbiert werden kann, also in den Blutkreislauf und somit in die Knochen gelangt. Außerdem gibt es bestimmte Abführmittel, die eine Kalziumaufnahme verhindern. Es ist deshalb immer besser, die Verdauung auf natürliche Weise zu regulieren (→ Seite 36).

Mißbrauch führt zu Kalziummangel

Kortisone: Diese Substanzen stehen in dem Verdacht, bei längerem Gebrauch und verhältnismäßig hoher Dosierung spontane Knochenbrüche hervorzurufen. Das hat mit Osteoporose nichts zu tun – im Gegenteil! Biologisch gesehen, steht Kortison in Konkurrenz zu Östradiol. Ihr gemeinsamer Spiegel kann so stark ansteigen, daß nicht zu wenig, sondern zu viel Kalzium in die Knochen eingelagert wird. Auf ähnliche Weise entsteht die »Glasknochenkrankheit«. Knochen können dann schon bei geringsten Belastungen brechen, ähnlich wie bei einem Kalziummangel. Nur ist die Ursache eine andere.

Genußgifte entziehen den Knochen Kalzium

Phosphor: Auch Phosphorsäuren sind für die Knochenbildung notwendig, im Übermaß aber verhindern sie die Einlagerung von Kalzium oder können den Knochen sogar eingelagertes Kalzium entziehen. Phosphor ist reichlich vorhanden in Konservierungsmitteln und Cola-Getränken. Wer auf diese Weise in jungen Jahren regelmäßig Phosphor zu sich nimmt, muß damit rechnen, schon mit 40 Jahren oder noch früher Osteoporose zu bekommen.

Phosphor – »Feind« des Kalziums

Kaffee: Ähnliches gilt für starke Kaffeetrinker. Koffein ist ein Feind des Kalziums.

Nikotin: Neueste Untersuchungen belegen eindeutig, daß bei starken Rauchern nicht nur ein Mangel an Vitamin C, sondern auch an Vitamin D häufig ist. Einige Stoffe aus dem Zigarettenrauch, die über die Lungen aufgenommen werden, binden Kalzium. Die Vitamine C und D sind leicht oxydierbar, das heißt, sie binden sich im Körper an besonders aggressive Sauerstoff-Fragmente, die »freien Radikale«, die Vitamine zerstören.

Nikotin

Alkohol: Auch Alkoholmißbrauch fördert die Osteoporose. Alkohol fördert die Bildung von Stoffen, die Vitamin D vernichten. Außerdem verbraucht er zu seinem Abbau sehr viel Parathormon (→ Seite 63), das zusammen mit Vitamin D und Kalzitonin (→ Seite 63) die Aufnahme von Kalzium steuert. Dieses Parathormon hat noch andere wichtige Aufgaben, so stabilisiert es zum Beispiel den pH-Wert des Blutes als »Puffersubstanz« auf genau 7,36. Würde das Blut nur um eine winzige Kleinigkeit saurer oder basischer, könnten wir nicht überleben (→ Seite 42).

Alkohol

Alkohol hat einen weiteren schädlichen Effekt. Er stört die Eiweißsynthese, bei der die elastische Substanz für die Knochen gebildet wird. Diese Bestandteile sind für den Knochen ebenso wichtig wie das harte »Gerüst« (→ Seite 39).

Kakao: Auch Oxalsäure ist ein »Kalziumdieb«. Sie ist in Kakao enthalten, aber auch in Spinat oder Rhabarber. Nach Berechnungen des Ökotrophologen Dr. Gerhard können 100 Gramm Spinat die doppelte Menge kalziumhaltige Vollmilch wertlos machen.

Kakao

Damit möchte ich Ihnen keineswegs die Freude an einem heißen Kakao im Winter, an einer belebenden Tasse Kaffee, der kalten Cola im Schwimmbad, einem frischen Bier zum Essen oder dem Glas Wein nach Feierabend verderben. Aber denken Sie dabei bitte an zwei Regeln:

Genießen Sie maßvoll!

> Erst die Menge macht das Genußmittel zum Gift. Genießen Sie in Maßen, dann haben Sie mehr davon und bleiben gesund. Wenn Sie schon »sündigen«, dann gleichen Sie das Defizit Ihren Knochen zuliebe durch erhöhte Zufuhr von Kalzium und Vitamin D aus.

Es gibt nur die natürliche Behandlung

Osteoporose ist eine Krankheit, die man nur auf natürliche Weise behandeln kann, nämlich durch Vorbeugung und eine vernünftige Lebensführung, durch Zuführung der für den Knochenaufbau notwendigen Stoffe und Vermeidung von »Kalkfressern«, durch Anwendung von Wärme, Bädern, Bestrahlungen, Massagen und ein gezieltes Bewegungsprogramm (→ Seite 55).

Vermeiden Sie »Kalkfresser«

Mit Medikamenten ist Osteoporose deshalb schwer zu behandeln, weil es kaum gelingt, knochenbildende Substanzen an die richtige Stelle zu bringen. Manche Ärzte bezweifeln, ob es überhaupt einen Sinn hat, Kalziumpräparate oder gerüstbildende Substanzen wie Gelatine und Eiweiß zu verabreichen. Hierbei muß man jedoch grundsätzlich zwischen der juvenilen Osteoporose (vor den Wechseljahren) und der senilen Osteoporose (nach den Wechseljahren) unterscheiden (→ Seite 11).

Wenn die ersten Symptome rechtzeitig erkannt und richtig gedeutet werden (→ Seite 11), läßt sich die beginnende Osteoporose auf natürliche Weise erfolgreich behandeln und meistens heilen. Die Behandlung richtet sich nach den Ursachen, die der Orthopäde W. Schmidt so zusammenfaßt:

Rechtzeitige Diagnose

- Störungen in der Kalkzufuhr,
- Störungen in der Kalkresorption,
- Mehrverbrauch von Kalzium ohne genügende Zufuhr, zum Beispiel bei mehreren aufeinanderfolgenden Schwangerschaften, Überfunktion der Nebenschilddrüsen und zu hohe Parathormonausschüttung,
- Störungen des Kalk-Phosphor-Stoffwechsels (Rachitis),
- Übersäuerung (Azidose). Übersäuerung oder Azidose bedeutet, daß in bestimmten Abschnitten des Verdauungstraktes und im Blut der pH-Wert erniedrigt, also in »Richtung sauer« verschoben ist (→ Seite 42).

Was Sie selbst tun können

Eine zu geringe Kalziumzufuhr läßt sich am leichtesten ausgleichen, indem Sie beispielsweise täglich einen Liter Milch

Trinken Sie täglich Milch

trinken oder ein Kalziumpräparat nehmen. Schwieriger wird es, wenn Ihre Nahrung ausreichend Kalzium enthält, es aber ungenügend über den Darm aufgenommen wird. Dann steckt meistens eine Darmerkrankung dahinter, zum Beispiel Durchfall, Besiedlung mit Pilzen (Candida albicans) oder schädlichen Bakterien (Dysbiose). Nach einer Darmsanierung (→ Seite 37) verschwinden die Symptome der Osteoporose von selbst.

Ich habe bereits einige Gründe für einen überdurchschnittlich hohen Kalziumverbrauch aufgezählt. Alkohol, Nikotin, Kaffee und andere Genußmittel in größeren Mengen gehören dazu, die Verluste durch rasch aufeinanderfolgende Schwangerschaften ohne ausreichende Erholungspausen dazwischen oder auch Dauerstreß. Auch hier nützt zusätzliches Kalzium, aber es ist ratsamer, in einer stillen Stunde darüber nachzudenken, was man eventuell an der eigenen Lebensweise ändern könnte.

Zusätzliche Kalzium- zufuhr

Bevor Störungen im Kalk-Phosphor-Stoffwechsel zu einer Rachitis führen, die auch auf Kalkmangel beruht, machen sie sich durch Abgeschlagenheit, wandernde dumpfe Schmerzen in Rücken und Gliedern und allgemeines Unwohlsein bemerkbar. In der täglichen Nahrung sollte das mengenmäßige Verhältnis von Phosphor zu Kalzium 1:1 nicht übersteigen, sonst gehen Sie das Risiko ein, vielleicht vorzeitig Osteoporose zu bekommen. Unser Organismus ist geduldig und gleicht vieles aus, doch irgendwann stößt er an seine Grenze.

Entweder Sie schränken den Konsum von Konserven und phosphorhaltigen Getränken, Kaffee und anderen »Kalziumdieben« ein (→ Seite 18), oder Sie sorgen wenigstens dafür, daß Sie zum Ausgleich mehr Kalzium zu sich nehmen, als die Deutsche Gesellschaft für Ernährung empfiehlt (→ Seite 46). Auch sehr hohe Kalziummengen sind meist unbedenklich. Nachteilige Folgen eines Überschusses sind, von wenigen Ausnahmen abgesehen, nicht bekannt, da der Körper das Kalzium, das er nicht braucht, ausscheidet. Für viele Allergiker hat der Ausgleich eines vorhandenen, aber nicht erkannten Kalziummangels die angenehme Nebenwirkung, daß durch Kalziumzufuhr die Allergieneigung abnimmt.

Schutz vor Allergien

Was der Arzt tut

Die Behandlung einer Osteoporose im höheren Alter, die bereits Beschwerden verursacht, ist schwieriger und meistens ohne ärztliche Hilfe nicht möglich. Eine solche Behandlung hat drei Zielrichtungen:

**Drei Ziel-
richtungen**

● Linderung der Schmerzen, die durch Veränderungen in den Knochen ausgehen.

● Vermehrung oder zumindest Erhaltung der noch vorhandenen Knochensubstanz.

● Erhaltung und Verbesserung der Bewegungsfähigkeit.

In schwersten Fällen müssen Schmerzmittel eingesetzt werden. Dabei wird der Arzt das Mittel wählen, das bei möglichst geringen Nebenwirkungen Leiden lindert und dann die Beweglichkeit, die auch sehr wichtig ist, verbessert.

Vorsorge bringt 30 beschwerdefreie Jahre

Krankheit bedeutet nicht nur Leid für den Betroffenen, sondern auch Kosten für die Solidargemeinschaft. Durch Perfektion, Anspruchsdenken und aus vielen anderen Gründen ist unser Gesundheitswesen fast unbezahlbar geworden. Deshalb wird die Forderung nach dem mündigen Patienten, der etwas für seine Gesundheit tut, immer lauter. Das ist auch in meinem Sinne, allerdings denke ich dabei mehr an die Abwendung eines individuellen Schicksals als an die Gesundheitskosten. Es war schon immer besser, den Deckel auf den Brunnen zu legen, bevor das Kind hineingefallen ist. Einem vermeidbaren Risiko kann ich nur dann aus dem Weg gehen, wenn ich es genau kenne. Diesem Zweck dient der nachfolgende Test.

Früherkennung spart Kosten

Test: Wie hoch ist mein Osteoporose-Risiko?

Beantworten Sie bitte die folgenden Fragen, und notieren Sie für jedes Ja die angegebene Punktzahl. Einige Fragen, mit »(F)« gekennzeichnet, sind nur von Frauen zu beantworten.

Fragen	Punkte
1. Sind Sie über 40?	1
2. Sind Sie über 60?	2
3. (F) Gehören Sie zu der auf Seite 16 beschriebenen »Risikogruppe«?	2
4. Haben oder hatten Sie Eßstörungen wie Freß-Brech-Sucht oder Magersucht (Anorexie)?	3
5. (F) Hatten Sie mehrere Schwangerschaften kurz hintereinander?	2

Fragen	Punkte
6. Rauchen Sie mehr als 20 Zigaretten täglich?	1
7. Trinken Sie regelmäßig Alkohol?	2
8. Trinken Sie mehr als fünf Tassen Kaffee täglich?	2
9. Essen Sie regelmäßig Konserven-nahrung, Fertiggerichte oder »Fastfood«?	1
10. Haben Sie schon öfter radikale Schlank-heitskuren gemacht?	2
11. Trinken Sie mehr als einen halben Liter phos-phorhaltige Erfrischungsgetränke pro Tag?	2
12. Sind Sie Vegetarier?	1
13. Lehnen Sie Milch- oder Milch-produkte ab?	2
14. Würden Sie sich als nervös und leicht erregbar bezeichnen?	1
15. Haben Sie schon als junger Mensch unter schlechten Zähnen gelitten?	1
16. Gibt es unter Ihren nächsten Bluts-verwandten Fälle von Osteoporose?	2
17. (F) Ist Ihre Menopause vor dem 40. Geburtstag eingetreten?	2
18. (F) Sind Ihnen die Eierstöcke entfernt worden?	2

Fragen	Punkte
19. (F) Nehmen oder nahmen Sie eine stark gestagenhaltige Pille?	1
20. Haben Sie einen Beruf mit einseitiger oder sehr geringer körperlicher Belastung?	1
21. Wurden Sie als Säugling gestillt?	1
22. Waren Sie irgendwann in Ihrem Leben starker Strahlenbelastung ausgesetzt (Arbeitsplatz, Röntgenaufnahmen)?	3
23. Essen Sie relativ wenig Obst, Gemüse, Salate?	2
24. Neigen Sie zu raschem Atmen (Hyperventilation)?	1
25. Neigen Sie zu Heuschnupfen oder anderen Allergien?	1
26. Haben Sie eine Schilddrüsenstörung?	2
27. Wachen Sie manchmal durch nächtliche Wadenkrämpfe auf?	1
28. Leiden Sie unter Durchfällen oder anderen Verdauungsstörungen?	2
29. Nehmen Sie regelmäßig Abführmittel?	3
30. Sind Sie durch Krankheit in Ihrer Bewegung eingeschränkt?	2
31. Würden Sie eingestehen, daß Sie sich zu wenig aktiv bewegen?	1

Fragen	Punkte
32. Nehmen Sie regelmäßig entzündungs-hemmende oder blutverdünnende Medikamente wie Kortison oder Heparin?	2
33. Wurden bei Ihnen andere Drüsenstörungen als an der Schilddrüse festgestellt?	1
34. Verspüren Sie manchmal unklare Rücken-schmerzen?	2
35. Neigen Sie zu rheumaähnlichen Gelenk-beschwerden?	2
36. Sind Ihre Knochen besonders bruchanfällig?	3
37. Sind Sie kleiner, als in Ihrem Paß steht?	2
38. Sind Sie morgens um mindestens zwei Zentimeter größer als abends?	1
39. Haben Sie Erkrankungen des Stützskeletts wie Bechterew, Scheuermann, Rachitis, Hühnerbrust?	2
40. Fühlen Sie sich häufig müde, zerschlagen?	1

Auswertung

Zählen Sie bitte Ihre »Risikopunkte« zusammen. Das Ergebnis können Sie hier ablesen:

Bis 20 Punkte: Ihr Risiko, vorzeitig – oder überhaupt – eine Osteoporose zu bekommen, ist außerordentlich gering. Falls Sie unter Beschwerden leiden, die auf eine Störung im Stütz- oder Bewegungsapparat hindeuten könnten, haben sie vermutlich andere Ursachen, zum Beispiel Bewegungs-mangel, einseitige Belastung, Muskelverspannungen oder möglicherweise Veränderungen der Bandscheiben.

Geringes Risiko

21 bis 40 Punkte: In dieser Mittelgruppe spricht viel für ein erhöhtes Osteoporose-Risiko. Das trifft insbesondere dann zu, wenn Sie viele der mit zwei oder drei Punkten bewerteten Fragen mit Ja beantwortet haben. Höchstwahrscheinlich ist es aber dann, wenn keine bleibenden Veränderungen und Dauerbeschwerden vorliegen, noch nicht zu spät, um konsequent vorzubeugen und damit die Krankheit um viele Jahre hinauszuschieben. Die meisten Leser werden 21 bis 40 Punkte haben – sonst hätten sie das Buch nicht gekauft.

Beugen Sie vor

41 bis 68 Punkte: Bei Ihnen dürfte bereits eine Osteoporose diagnostiziert sein. Wenn nicht, wäre es gut, wenn Sie bei nächster Gelegenheit mit Ihrem Arzt über einige Punkte aus diesem Test, denen Sie vielleicht keine so große Bedeutung beigemessen haben, sprechen würden. Dann kommt es darauf an, alles zu tun, was das Fortschreiten der Krankheit verhindert und die Heilung der vorhandenen Beschwerden fördert. Für Sie ist der Abschnitt über die natürlichen Behandlungsmethoden bei Osteoporose besonders wichtig (→ Seite 62).

Verhindern Sie ein Fortschreiten

Kurze Erläuterung zu dem Test

Ein solcher Test ersetzt keine ärztliche Diagnose, aber er ist viel mehr als nur ein Spiel. Sie haben sich eingehend mit allen Faktoren beschäftigt, die bei der Entstehung von Osteoporose eine Rolle spielen.

Sicher sind einige Fragen dabei, die Ihnen abwegig erscheinen und die auch Ihr Arzt normalerweise nicht stellt.

Die Bewertung der Wichtigkeit mit ein, zwei oder drei Punkten geht von Erfahrungswerten aus: Strahlenbelastungen oder der jahrelange Mißbrauch von Abführmitteln sind bedenklicher als ein paar Zigaretten oder Kaffee. Wenn der Test diese Einsicht schärft, hat er seine Aufgabe erfüllt.

Erfahrungswerte

Lassen Sie sich trotzdem nicht ängstigen: Auch ein wissenschaftlich fundierter Test wie dieser (die Fragen wurden aus vielen Quellen zusammengetragen und in dieser Vollständigkeit bisher noch nicht veröffentlicht) liefert nur Durchschnittswerte und Anhaltspunkte. Ihren tatsächlichen Risikofaktor können Sie nur gemeinsam mit Ihrem Arzt feststellen: Zeigen Sie ihm Ihr Testergebnis. Wenn er ganzheitlich orientiert ist, wird er Ihnen sagen, wo Sie stehen und wie Sie sich verhalten sollten.

Das sollten Sie über Knochen wissen

Beim Erwachsenen machen die Knochen knapp ein Fünftel seines Körpergewichts aus. Ihre drei wichtigsten Aufgaben sind Stützen, Bewegen und Blutbildung. Außerdem sind die Knochen ein riesiger Kalkspeicher. Sie enthalten bis zu ein-einhalb Kilogramm Kalzium, das sind 99 Prozent der Gesamtmenge in unserem Körper. Kalzium ist nicht nur für die Knochen und ihre Funktionen, sondern für viele weitere Lebensvorgänge unentbehrlich. Es wird abgerufen und den Knochen entzogen, wenn es an einer anderen Stelle im Körper dringend gebraucht wird. Dann müssen wir für Nachschub sorgen und das Defizit ausgleichen.

Kalkspeicher

Abgesehen vom Wasser besteht jeder Knochen zu einem Drittel aus organischer und zu zwei Dritteln aus anorganischer Substanz. Der organische Anteil ist der Knochenknorpel, das Ossein. Diese bei ihrer Bildung noch elastische Masse erhält allmählich durch Einlagerung von Kalziumphosphat ihre Härte.

Die äußere Schicht, die Knochenrinde, ist hart und sehr kompakt. Sie heißt deshalb Kompakta. Nach innen folgt eine weichere, schwammartige Struktur, die Spongiosa. In ihren Maschen befindet sich das rote Knochenmark, in dem neue Blutkörperchen aller Art entstehen. Alle flachen Knochen wie die Rippen sind mit der Spongiosa ausgefüllt. In den Röhrenknochen, die das Knochenmark enthalten, fehlt sie fast ganz.

Blutbildner

Der erstaunliche Bauplan der Knochen

Betrachtet man einen Querschnitt durch die harte Knochenrinde, sieht man Lamellen und Knochenbälkchen, die scheinbar unordentlich oder gar zufällig angeordnet sind. In Wirklichkeit folgen sie einem natürlichen Bauplan, wie ihn ein Großcomputer nicht besser errechnen könnte. Dieser

Plan gewährleistet den Knochen bei geringstem Eigengewicht die notwendige Elastizität und eine geradezu unglaubliche Zug-, Stoß- und Biegefestigkeit, also Eigenschaften, die bei der Osteoporose durch die fortschreitende Entkalkung der Kompakta allmählich verlorengehen.

Kalk fördert die Elastizität der Knochen

Jeder Knochen ist mit einer sehr nerven- und gefäßreichen Bindegewebsschicht überzogen, der Knochenhaut (Periost). Von hier aus führen feine Blutgefäße durch Kanäle ins Innere des Knochens und versorgen die Kompakta, während die Spongiosa hauptsächlich vom Knochenmark her mit Nährstoffen beliefert wird.

In der Knochenhaut liegen auch zwei verschiedene Typen von Zellen, die für Knochenaufbau (Osteoplasten) und Knochenabbau (Osteoklasten) zuständig sind. Sie stehen mit den Knochenzellen (Osteozyten) im Innern der Knochenrinde in Verbindung. An ihrer Oberfläche haben beide Zelltypen Rezeptoren, die von Hormonen und Proteinen besetzt werden können.

Dieser Vorgang folgt dem Schloß-Schlüssel-Prinzip: Zu jedem Schloß paßt nur ein bestimmter Schlüssel. Mit ihm verschafft sich ein Hormon oder Protein Zugang zu der Zelle und löst dort entweder den Knochenaufbau oder den Knochenabbau aus. Erst seit wir diesen Mechanismus genauer kennen, haben wir eine breite Palette von Möglichkeiten, um eine beginnende Osteoporose frühzeitiger zu erkennen und eine schon vorhandene wirksamer zu behandeln.

Kalzium und andere Bausteine

Mineralstoffe: Bei der Knochenbildung entsteht zunächst das Ossein, eine lebendige, relativ weiche Kollagensubstanz (→ Seite 28). Erst durch die fortlaufende Einlagerung von Mineralstoffen wird der harte, jedoch bis zu einem gewissen Grad elastische Knochen daraus. Die Endstufe dieser Entwicklung sind die Osteozyten, die Knochenzellen.

Wichtig für die Knochenbildung

Früher glaubte man, daß zum Aufbau im wesentlichen die Bausteine Kalzium, Phosphor und Magnesium genügen.

Man wußte auch schon lange, daß Vitamin D sowohl zur Gewinnung des Kalziums als auch zum Einbau dieses Minerals in den Knochen notwendig ist.

Vitamine

Vitamine: Vitamin D ist sowohl für die Aufnahme von Kalzium im Darm als auch für seinen Einbau in die Knochen unentbehrlich. Auch hier kommt es auf die richtige Menge an. Ein Überschuß an Vitamin D verhindert den Einbau von Kalzium in die Knochen ebenso wie ein Mangel. Nach und nach stellte sich heraus, daß auch Vitamin C und die B-Vitamine eine Rolle spielen.

Spurenelemente: Diese Substanzen wie Zink, Silizium, Fluor, Molybdän und Mangan fungieren in bestimmten Phasen des Knochenstoffwechsels als Katalysatoren. Das heißt, sie verändern sich bei dem biochemischen Prozeß selbst nicht, aber er läuft ohne ihre Anwesenheit nicht ab.

Spuren-elemente

Weitere wichtige Bausteine sind Eiweiß, Aminosäuren und Kollagene (→ Seite 73). Die Knochen brauchen auch Gelatine, aber die ist nicht leicht einzulagern.

Apatit: Die Gesunderhaltung unserer Knochen ist nicht so einfach wie das Einmachen von Marmelade. Erst vor kurzem machten Prof. Weiner, Prof. Traub und T. Arad vom berühmten Weizmann-Institut in Rehovot, Israel, eine Entdeckung, die für die natürliche Behandlung der Osteoporose entscheidende Bedeutung erlangen könnte. Mit Hilfe des Elektronenmikroskops fanden die Wissenschaftler dünne Plättchen des kalzium- und phosporhaltigen Minerals Apatit im organischen Bestandteil des Knochens, genauer in den Kollagenfasern des Osseins. Erstaunlicherweise sind diese Apatitkristalle in verschiedenen Knochenschichten unter-

Neueste Forschungs-ergebnisse

schiedlich angeordnet und höchstwahrscheinlich mitverantwortlich für die Knochenhärte. Zur Zeit wird untersucht, welche Proteine am Aufbau dieser Kristalle und an ihrer Einlagerung beteiligt sind. Diese neuesten Forschungsergebnisse deuten darauf hin, daß es bei der Behandlung und Verhütung der Osteoporose nicht allein auf Kalzium und Vitamin D ankommt. Auch Proteine und kollagenbildende Substanzen sind wichtig.

Die Natur sorgt für Gleichgewicht

Wenn Sie bis hierhin gelesen haben, drängt sich Ihnen bestimmt der Gedanke auf: Das alles ist viel zu kompliziert, das verstehe ich nicht und kann deshalb wenig für meine Knochen tun. Wie soll ich dafür sorgen, daß diese Knochen alle »Bausteine« bekommen, die zur Vermeidung von Osteoporose notwendig sind? Dazu müßte man ein gelernter Biochemiker sein! Nur keine Panik – die Sache ist viel einfacher, als Sie glauben.

Information ist Voraussetzung

Normalerweise sorgt die Natur selbst für ein Gleichgewicht, das Gesundheit bedeutet. Alle Bausteine, die der Knochen braucht, sind in einer normalen, vernünftigen Mischkost in ausreichender Menge vorhanden. Leider ist an unserer heutigen Lebensweise nicht alles »normal«. Es treten Pannen und Mängel auf, die Ihre Gesundheit allgemein und Ihre Knochen im besonderen gefährden. Darüber brauchen Sie Informationen, nur so können Sie Gefahren erkennen und abwenden. Scheuen Sie sich nicht, sich bei Fragen an Ihren Arzt zu wenden. Je eher Sie zu ihm gehen, desto wirksamer kann er Ihnen helfen!

Wie erkennt man eine Osteoporose?

Es ist traurig, aber wahr: Bis heute werden die meisten Osteoporose-Erkrankungen erst dann als solche erkannt, wenn es zu einem Knochenbruch gekommen ist. Allein in den USA kommen jährlich 1,3 Millionen durch Osteoporose verursachte Frakturen vor. Besonders typisch sind die Schenkelhalsfrakturen. Gerade bei den älteren Patienten sterben etwa 15 Prozent im ersten Jahr nach dem Bruch an seinen Folgen (→ Seite 72). Die Kosten der Osteoporose werden in den USA auf 10 und in Deutschland auf etwa zwei Milliarden Mark jährlich geschätzt.

Alarmzeichen Knochenbruch

Warum erkennt man eine so häufige Krankheit meistens zu spät?

Diese Frage berührt einen wunden Punkt, ein gern verschwiegenes Dilemma der Diagnostik. Erst in allerneuester Zeit geben einige mutige Experten zu, zum Beispiel B. Bätge, H.L. Fehm und P.K. Müller von der Medizinischen Universität Lübeck, daß Osteoporose nach neuestem Wissensstand »möglicherweise« doch heilbar und zu verhüten sei (→ Bücher, die weiterhelfen, Seite 88)! So lange eine Krankheit generell als unheilbar gilt, macht auch die Diagnostik kaum Fortschritte.

Schwächen in der Diagnostik

Zur Erkennung der Osteoporose stehen seit vielen Jahren zwei Methoden zur Verfügung: die Knochenbiopsie und die Röntgendiagnostik. Beide sind mit gravierenden Nachteilen behaftet. Es ist umständlich und schmerzhaft, aus dem Beckenkamm ein Stück Knochen zur histologischen Untersuchung zu entnehmen. Auf dem konventionellen Röntgenbild erkennt man eine Osteoporose aber erst dann, wenn mindestens 30 Prozent der Knochenmasse verschwunden sind, also meistens zu spät.

Unser ausführlicher Risiko-Test (→ Seite 23), den es in dieser Form bisher noch nicht gab, könnte für die Früherkennung sehr hilfreich werden, aber er liefert nur Verdachtsmomente, die durch weitere Untersuchungen bestätigt oder entkräftet werden müssen.

Zuverlässige Untersuchungsmethoden gibt es tatsächlich seit einiger Zeit, sie werden nur leider noch nicht allgemein angewendet. Diese etwas komplizierten Begriffe und Verfahren zu erklären, würde zu weit führen. Für den Laien ist es wichtig zu wissen, daß es neuerdings möglich ist, durch modernste Medizintechnik einen Verdacht, der sich aus dem Test ergeben hat, entweder zu bestätigen oder zu entkräften, und das sowohl schmerzlos als auch sehr zuverlässig.

Zuverlässige Untersuchungsmethoden

● In Blutserum und Urin lassen sich Stoffe nachweisen, die Auskunft über Veränderungen im Knochenstoffwechsel geben. Auf den Knochenaufbau weisen alkalische Phosphatase, Bone-Gla-Protein und das bei der Kollagensynthese freiwerdende carboxyterminale Kollagen-I-Propeptid hin. Findet man im Urin die Aminosäure Hydroxyprolin oder ein Pyridinolin und im Serum tartratresistente saure Phosphatase, weist das auf überwiegenden Knochenabbau hin. Einen Beweis für oder gegen eine Osteoporose liefern diese Untersuchungen für sich allein noch nicht.

öglichkeiten durch den Computer

● Einen schlüssigen Beweis erhält man durch vier neue Meßverfahren, die erst durch den Computer möglich geworden sind: Single-Photonen-Absorptiometrie (SPA), Doppel-Photonen-Absorptiometrie (DPA), Dual-Energie-Röntgen-Absorptiometrie (DEXA) und Quantitative Computertomographie (QCT). QCT ist am teuersten und mit der höchsten Strahlenbelastung verbunden, SPA kostet am wenigsten, ist aber nur an den Rippen einsetzbar. Am besten scheint sich DPA zu bewähren. Dabei tastet ein sehr schwacher Röntgenstrahl die Wirbelsäule und andere Knochen ab und mißt dabei ihre Dichte. Die Messung ist so genau, daß bereits Abweichungen von nur einem Prozent von einem statistischen Mittel erfaßt werden. Aus den gewonnenen Daten errechnet ein Computerprogramm den Kalziumgehalt des Knochens, den Grad der vorhandenen Osteoporose und eine eventuelle Bruchgefahr.

Es wird unter den Lesern aber auch Ärzte geben, die sich mit diesen neuen Methoden noch nicht vertraut machen konnten. Sie finden im Anhang Hinweise auf weiterführende Literatur und einschlägige Adressen (→ Seite 89).

Hinweis für Ärzte

Fassen wir zusammen: Hinweise auf ein eventuelles Osteoporose-Risiko liefert Ihnen unser Test (→ Seite 23). Eine Bestätigung oder »Entwarnung« bekommen Sie durch neue, außerordentlich zuverlässige Untersuchungsmethoden. Fragen Sie Ihren Arzt. Er wird Sie beraten und Ihnen sagen, wo diese Untersuchungen bereits durchgeführt werden. Haben Sie keine Angst vor der Wahrheit! Je früher Sie eine Gefahr erkennen, desto leichter läßt sie sich bannen.

Radikale Schlankheitskuren sind gefährlich

Allgemein könnte man sagen: In unserer Wohlstandsgesellschaft ist quantitative Überernährung bei qualitativer Unterversorgung fast schon die Regel.

Wir essen insgesamt zu viel und zu gut, aber obgleich es uns schmeckt, enthält unsere Nahrung oft nicht mehr alle für die Gesundheit erforderlichen »Vitalstoffe« in ausreichender Menge. »Lebensmittel« enthalten alles, was unser Organismus braucht, »Nahrungsmittel« hingegen machen nur satt.

»Volkssünde« Übergewicht

Die Folge ist, daß etwa jeder dritte Bundesbürger Übergewicht hat, aber mit Vitaminen, Mineralstoffen, Spurenelementen, essentiellen Aminosäuren und Enzymen (→ Seite 53) entweder sehr knapp oder unzureichend versorgt ist.

Ab und zu packt uns das schlechte Gewissen. Die betroffenen Damen – sie sind eindeutig in der Mehrzahl – stellen fest, daß sie schon aus optischen Gründen etwas für die schlanke Linie tun müssen. Sie sehen ja dauernd die ausgehungerten Models, die ihnen von Medien und Werbung als Vorbilder präsentiert werden.

In diesem Buch beschäftige ich mich nicht mit Gewichtsproblemen oder Psychologie, sondern mit den Folgen der zahllosen, von Industrie, Interessengruppen, Zeitschriften und gewieften PR-Leuten in immer neuen Variationen propagierten Schlankheitskuren. Viele davon sind unsinnig, kurzlebig und keinen Kommentar wert.

Seriöse Diätprogramme

Es gibt natürlich auch sehr seriöse Programme, die sich in folgende Kategorien einteilen lassen:

● Trennkost mit der Vorschrift, abwechselnd und ausschließlich Fett, Kohlenhydrate oder Eiweiß zu essen.

● Abbau von Fettdepots durch bewußt einseitige Ernährung wie Obst-, Milch-, Reis- oder Kartoffel- und Nudeltage. Das hat mit Trennkost nichts zu tun.

Richtig abnehmen

● Drastische Kalorienreduzierung bei normaler Ernährung, im Volksmund »FdH« (»Friß die Hälfte«) genannt.

● Erprobte Heildiäten nach F.X. Mayr, Buchinger, Caspers, Wiedemann, Kneipp, Felke, Hahnemann und anderen Ärzten.

● Nulldiät in der Klinik, nur bei schwerstem Übergewicht (Adipositas) und heute kaum noch üblich.

● Kombinierte Reduktionsprogramme, wie sie der Arzt und Psychologe Professor Stocksmeier oder der Ernährungswissenschaftler Professor Pudel im Rahmen medizinisch und psychologisch fundierter Pläne ausgearbeitet haben.

Mangelversorgung des Körpers unbedingt vermeiden

Mir geht es in diesem Buch nicht um die Frage, ob und wie erfolgreich solche Diätpläne für die schlanke Linie sind. Sie alle haben jedoch eines gemeinsam: Die ohnehin schon durch industriell verarbeitete Kost vernachlässigten Knochen bekommen durch eine einseitige oder reduzierte Kost noch weniger von den notwendigen Bausteinen (→ Seite 29). Das ist eine einfache Rechnung. Wenn ich auf jegliches Fett weitgehend verzichte, nehme ich praktisch kein Vitamin D mehr auf, ohne das Kalzium weder aus der Nahrung resorbiert noch in den Knochen eingebaut werden kann. Wenn meine normale, nicht mehr sehr »natürliche« Ernährung den Kalziumbedarf gerade eben deckt, entsteht durch jede Einschränkung ein Defizit. Das gilt auch dann, wenn Sie sich beispielsweise einer strengen Selbsthilfe-Gruppe anschließen und in der Gemeinschaft den Weg zum angestrebten Idealgewicht finden. Soll das bedeuten, daß Sie nur die Wahl zwischen »übergewichtig« und »gesunden Knochen« haben?

Natürlich nicht. Im Abschnitt »Tips für die Ernährung« (→ Seite 46) finden Sie Ratschläge für eine ausgewogene Ernährung, die schmeckt, nicht dick macht und trotzdem die Versorgung der Knochen mit allen für eine dauerhafte Gesundheit notwendigen Bausteinen garantiert.

Achten Sie auf ausgewogene Ernährung

Osteoporose entsteht dann, wenn unsere Knochen nicht genug Kalzium bekommen. Dieser Mineralstoff kann nur über die Nahrung zugeführt werden. Er wird zwar zu 99 Prozent in den Knochen gespeichert, ist aber, wie wir wissen, auch für viele andere Stoffwechselvorgänge von entscheidender Bedeutung. Die Folgerung daraus ist einfach: Wenn wir durch eine Schlankheitskur dem Körper zu wenig Kalzium zuführen, muß er die Reserven in den Knochen angreifen. Damit erhöht sich das Osteoporose-Risiko. Es tritt nicht gleich, sondern vielleicht erst sehr viel später in Erscheinung, ist aber ernster zu nehmen, als früher angenommen wurde!

Ein kranker Darm fördert den Mineralstoffmangel

Bewegungsmangel und sitzende Berufstätigkeit führen zu weit verbreiteten Darmbeschwerden, die oft als peinlich empfunden und deshalb verschwiegen werden. Es handelt sich entweder um chronische Durchfälle oder um Verstopfungen, die oft jahrelang mit Abführmitteln behandelt werden. In beiden Fällen ist die Gefahr einer vorzeitigen Osteoporose deutlich erhöht (→ Seite 27).

Gestörte Kalzium-Aufnahme

Ist die Darmpassage zu schnell, kann das in der Nahrung oder auch durch Zusatzpräparate aufgenommene Kalzium nicht aufgenommen werden. Viele handelsübliche Abführmittel, die bei Verstopfung eingesetzt werden, binden ihrerseits Kalzium und lassen es nicht ins Blut gelangen. So bedeutet praktisch jede Störung der normalen Verdauung automatisch einen Kalziummangel für die Knochen.

Noch etwas kommt hinzu: Vitamin D, unentbehrlich für die Aufnahme von Kalzium, wird im Zwölffingerdarm aufgeschlossen und im Dünndarm aktiv. Wenn aber hier die Darmpassage entweder durch Durchfall oder die Anwendung von Abführmitteln beschleunigt ist, gelangt nicht mehr genug Vitamin D ins Blut – das eventuell vorhandene Kalzium kann für den Körper nicht verwertet werden. Das alles spüren wir nicht, es tut nicht weh, aber der Knochenaufbau leidet.

Symbiose oder Dysbiose?

Das nächste Problem für die Knochen entsteht – wieder nicht spürbar – im Dickdarm. Er hat die Aufgabe, den Speisebrei zu verdichten, ihm Wasser, das restliche Kalzium und andere Nährstoffe zu entziehen und nur das auszuscheiden, was wir als »Abfall« nicht mehr brauchen. Das klingt einfach, ist es aber nicht.

Die Darmschleimhaut ist mit bestimmten Bakterien besiedelt, die den Verdauungsvorgang unterstützen. Dazu gehören drei Sorten von Milchsäurebakterien (Lactobazillus), die für die Aufschließung von Milchprodukten im Darm und die Eiweißaufnahme wichtig sind. Die Zusammenarbeit mit diesen nützlichen Untermietern heißt »Symbiose«. Sie ist dann gestört, wenn sich unerwünschte, krankmachende Keime ausbreiten und die »guten« Bakterien verdrängen. Dann spricht man von »Dysbiose«.

Wichtig: eine gesunde Darmflora

Die Darmflora kann auch durch Salmonellen, Entzündungen, Vergiftungen oder Pilzbefall (Candida albicans) geschädigt werden. Nach neueren Schätzungen leiden mindestens 80 Prozent aller Bewohner von Industriestaaten an einem solchen Pilzbefall, der zunächst keine Beschwerden hervorruft und unbemerkt bleibt.

Schließlich muß man auch an ernste Erkrankungen wie Morbus Crohn, Geschwüre (Colitis ulcerosa) und Darmkrebs denken. In allen Fällen ist die Symbiose gestört, das heißt, Mineralstoffe, Eiweiß und andere Bestandteile der Nahrung werden nicht mehr richtig resorbiert. Die Gefahr einer Osteoporose nimmt zu.

Darmsanierung

Nur der Arzt behandelt

Eine umfassende Darmsanierung kann nur der Arzt oder Therapeut vornehmen. Dazu gehören nach einer gründlichen Untersuchung die gezielte Behandlung eventuell vorhandener Krankheiten, Medikamente zur Beseitigung der unerwünschten Bakterien und zur Wiederansiedlung von

37

»guten« Darmbakterien und eventuell einige Darmspülungen mit Wasser und Sauerstoff (Colonics).
In leichteren Fällen können Sie die Darmsanierung zunächst selbst versuchen.
Tips:

Selbst-behandlung in leichten Fällen

● Gegen hartnäckigen Durchfall helfen Kohletabletten. Meistens kommen Sie rascher ans Ziel, wenn Sie – über den Tag verteilt – mehrere Bananen essen und mindestens einen Liter schwarzen Tee trinken. Lassen Sie den Tee zehn Minuten ziehen, und trinken Sie ihn ungesüßt oder mit etwas Süßstoff.

● Gegen Verstopfung helfen am besten Trockenpflaumen, die Sie abends in warmes Wasser legen und morgens auf nüchternen Magen essen. Auch ein Glas lauwarmes Wasser wirkt manchmal rasch. Sie können auch morgens vor dem Frühstück ein kleines Glas Sauerkrautsaft trinken.

● Ballaststoffe sind unverdauliche Bestandteile der Nahrung, die den Darm anregen und reinigen. Besonders bewährt haben sich Weizenkleie, in etwas Wasser oder Tee eingerührt, und rohes Sauerkraut. Kochen Sie Suppen, Kartoffeln und Gemüse mit viel Kümmel, und sparen Sie dafür mit Salz.

● Es gibt ein halbes Dutzend fertige Nahrungsergänzungsmittel auf rein biologischer Grundlage, die regulierend und entgiftend auf den Darm wirken und die Symbiose fördern. Lassen Sie sich vom Apotheker beraten, welches für Sie am besten geeignet ist.

Lassen Sie sich beraten

Wenn sich der Stuhl nicht innerhalb weniger Tage normalisiert, müssen Sie Ihren Arzt fragen!

Enzyme, Aminosäuren, Spurenelemente – unerläßlich für den Stoffwechsel

Enzyme

Wir kennen inzwischen über 400 verschiedene Enzyme oder Fermente, die an allen Stoffwechselvorgängen maßgebend beteiligt sind. Jedes Enzym hat eine spezielle Aufgabe bei der Aufspaltung, beim Umbau und Aufbau von Stoffen. Es wird dabei von anderen Stoffen (Aktivatoren und Inhibitoren) entweder aktiviert oder gebremst. Ohne die Aufbereitung durch Enzyme wie das Pankreatin aus der Bauchspeicheldrüse könnte zum Beispiel das Eiweiß aus der Nahrung nicht ins Blut gelangen. Es kommt zu Eiweißmangel, der sich durch Ödeme, Flüssigkeitsansammlungen im Gewebe, an Stellen, an denen sie nichts zu suchen haben, bemerkbar macht. So gehen auch Kalziumionen verloren, die wir dringend für die Muskeltätigkeit und natürlich für den Knochenaufbau brauchen. Auf ähnliche Weise wirken die Enzyme durch ihre bloße Anwesenheit, ohne sich selbst zu verändern, als Katalysatoren an allen anderen Stoffwechselvorgängen mit. Deshalb muß man bei allen Mangelerscheinungen auch an eine Störung im Enzymhaushalt denken, die der Arzt feststellen und beheben kann. Selbstverständlich gilt das auch für Kalziummangel als Vorstufe der Osteoporose.

Vielfältige Aufgaben

Aminosäuren

Aminosäuren sind die Grundbausteine der Eiweißkörper (Proteine). Einige dieser Stoffe werden im Körper gebildet, andere müssen in ausreichender Menge mit der Nahrung aufgenommen werden. Da sie lebensnotwendig sind, nennt man sie »essentielle Aminosäuren«.
Für die Knochenbildung spielen viele dieser Aminosäuren eine wichtige Rolle. Ich werde Sie nicht mit einer Beschreibung komplexer biochemischer Vorgänge langweilen. Nur das ist wichtig:
Je nach Gehalt an verwertbaren Aminosäuren unterscheiden wir zwischen hochwertigem und niederwertigem Eiweiß. Gerade die für unsere Knochen wichtigen Aminosäu-

Grundbausteine

ren sind überwiegend in tierischer Nahrung und kaum in Pflanzen enthalten. Deshalb gefährdet ein strenger Vegetarier seinen Knochenbau. Einen gewissen Ausgleich kann er über Milchprodukte und Sojaeiweiß erreichen.

Spurenelemente

Spurenelemente sind anorganische Stoffe, die im Körper zwar nur in winzigen Mengen vorkommen, aber trotzdem unentbehrlich sind. So trägt ein erwachsener Mensch zum Beispiel nur ein tausendstel Gramm Molybdän mit sich herum. Aber ohne diese »Spur« müßte er sterben.

Lebens-notwendig Im Zusammenhang mit Osteoporose spielen fünf Spurenelemente eine wichtige Rolle.

Molybdän: Die Bedeutung dieses Elements wurde erst 1953 im Zusammenhang mit einem Enzym namens Xanthinoxidase entdeckt. Es baut das im Fleisch enthaltene Purin zu Harnsäure ab. Inzwischen weiß man, daß Molybdän als Ko-Enzym für den ganzen Mineralstoffwechsel unentbehrlich ist. Ohne die winzige Prise Molybdän wird Kalzium nicht in die Knochen eingebaut.

Zink: Sie wissen sicher, daß bei Zinkmangel die Haare ausfallen, die Nägel brüchig werden und die Haut fahl und rissig aussieht. Schlecht heilende Wunden behandelt man mit Zinksalbe. Die überragende Bedeutung von Zink für das Immunsystem ist schon lange erwiesen. Amerikanische Ärzte entdeckten vor gut 20 Jahren: Alle von ihnen untersuchten Patienten mit Zwergwuchs wiesen einen akuten Zinkmangel auf. Nach der Verordnung von Zink normalisierte sich das gestörte Wachstum sofort. Das hängt damit zusammen, daß Zink die Bildung neuer Zellen anregt, über ein Enzym (alkalische Phosphatase) auch den Aufbau des Knochens. Ohne Zink können über 70 lebenswichtige Enzyme nicht gebildet werden. Mit 10 bis 15 Milligramm ist der Tagesbedarf gedeckt. Diese Menge ist in der normalen Mischkost enthalten. Bei Osteoporose oder bei Magersucht (Anorexie), die sehr häufig zu Osteoporose führt, sollte man diese Dosis erhöhen, aber darauf achten, daß dieses lebensnotwendige Spurenelement bei einer täglichen Zufuhr von mehr als 20 Milligramm giftig werden kann.

Zink fördert das Wachstum

Fluoride: Das Spurenelement heißt eigentlich Fluor, es ist ein giftiges Gas. Fluoride nennt man eine Gruppe natürlicher Mineralsalze, die Zähne und Knochen härten und im Zusammenhang mit Osteoporose so wichtig sind, daß ich sie gesondert besprechen möchte (→ Seite 64). Zum Gesundbleiben genügt schon ein Milligramm täglich.

Fluor härtet die Zähne

Silizium: Ein wenig grotesk ist es schon – dieses nach Sauerstoff zweithäufigste Element auf unserem Planeten sorgt schon in einer Menge von 20 Milligramm täglich für Festigkeit und Elastizität der »Streben« in Knochen und Bindegewebe. Diese Dosis ist in einem Glas Mineralwasser enthalten. Silizium, auch Kieselerde genannt, besteht aus mikroskopisch kleinen Algenpanzern, die im Laufe der Jahrmilliarden auf den Meeresboden gesunken sind und zusammen mit Sauerstoff so wunderschöne Steine wie Achat, Bergkristall, Opal oder Quarze bilden. Mit dem Silizium in unseren Knochenbälkchen sind wir ein Bestandteil dieses Wunders der Natur.

Silizium sorgt für Elastizität

Mangan: Über dieses Spurenelement weiß man noch nicht sehr viel. Es spielt eine wichtige Rolle im Zuckerstoffwechsel und bei der Behandlung der Zuckerkrankheit (Diabetes), bei Allergien und bei der Vitaminverwertung. Ich führe es hier der Vollständigkeit halber auf, weil neueste Untersuchungen ergeben haben, daß Manganmangel zu schweren Skelettveränderungen bei Vögeln und Säugetieren führt. In einem noch nicht aufgeklärten Zusammenspiel mit Enzymen und Mineralstoffen beeinflußt Mangan also die Knochenbildung. Die für den Erwachsenen notwendige Tagesmenge von 3 bis 5 Milligramm ist schon in einer Portion Naturreis oder Haferflocken oder in zwei Scheiben Vollkornbrot enthalten.

Mangan hilft bei Diabetes

Auch Eisen, Kupfer und einige weitere Spurenelemente spielen bei der Behandlung oder Verhütung der Osteoporose eine Rolle. Der Übersichtlichkeit halber habe ich hier nur die fünf Elemente näher erklärt, die für den Knochen am wichtigsten sind.

Untersuchungsmethoden zur Bestimmung von Mangel oder Überschuß

Inzwischen ist sicher klar geworden, daß Gesundheit Harmonie bedeutet. Unser Organismus setzt sich aus über 60 verschiedenen Elementen zusammen. Jeder Mangel oder Überschuß kann sich auch auf die Knochen auswirken. Ob bei Ihnen alles stimmt, können Sie am einfachsten durch eine Haaranalyse feststellen lassen. Da es auch auf die genaue Erfassung der Spurenelemente ankommt, ist die moderne Massenspektrographie, bisher nur in der Forschung angewandt, den anderen Methoden überlegen, weil sie bis zu hundertmal exakter ist.

Haaranalyse

Sauer macht nicht lustig, sondern krank

Sie haben bestimmt schon einmal gesagt: »Ich bin sauer.« Solche Redensarten sind oft durchaus wörtlich zu nehmen. Wenn Sie sich ärgern, verschiebt sich das fein abgestimmte Säuren-Basen-Gleichgewicht in Ihrem Körper, der Organismus – oder Teile davon – wird meßbar saurer.

Den Maßstab dafür nennt man »pH-Wert«. Das ist die Abkürzung für »Potenz der Wasserstoffionen«, ausgedrückt im »negativen dekadischen Logarithmus«. Mathematik ist für unsere Zwecke nicht wichtig. Merken Sie sich nur, daß es eine Skala gibt, die von pH 1 bis pH 14 reicht. 1 heißt »sehr sauer«, 14 »sehr basisch oder alkalisch«, 7 steht in der Mitte und bedeutet »weder-noch« oder »neutral«.

Jedes Organ kann seine Aufgaben bei einem optimalen pH-Wert am besten erfüllen. Im Blut beträgt er zum Beispiel 7,36, im Darm 4,7 bis 7,3, im Magen ist es mit 1,2 bis 1,7 ziemlich sauer (→ Seite 20). Jede Abweichung von diesem Idealwert bedeutet eine Stoffwechselstörung, weil dann Enzyme und Aminosäuren nicht mehr richtig funktionieren. Natürlich ist dann auch der Mineralstoffwechsel gestört, es wird weniger Kalzium aus der Nahrung aufgenommen und in die Knochen eingebaut.

Lungen und Nieren regulieren den pH-Wert. Die Lunge stellt aus Kohlendioxyd und Kalzium Kalziumkarbonat her, die eine

Jedes Organ hat seinen idealen pH-Wert

Art von stiller Pufferreserve für unvorhergesehene pH-Wert-Schwankungen bilden. Die Nieren entsäuern und entgiften, außerdem regeln sie durch Aufnahme und Abgabe den Kalziumhaushalt.

Krämpfe durch Hungern

Dieser fein aufeinander abgestimmte Regelmechanismus ist relativ leicht aus dem Gleichgewicht zu bringen. Bei reduzierter Ernährung greift der Körper auf seine Fettreserven zurück und verbrennt sie. Durch Hungern, einseitige Ernährung, Überanstrengung oder auch Streß werden aufgrund der unvollständigen Fettverbrennung Azeton und andere Ketonkörper frei, es kommt zu einer Ketoazidose. Das ist eine sehr starke Übersäuerung, die Krämpfe und Lähmungen hervorrufen und unbehandelt sogar zum Tode **Übersäuerung** führen kann. In diesem sauren Zustand (→ Seite 42) wird sehr viel Kalzium verbraucht und keines neu aufgenommen. Die vermehrt auftretende Phosphorsäure (→ Seite 18) bindet weiteres Kalzium. Auch der Eiweißstoffwechsel gerät aus dem Gleichgewicht, weil das Eiweiß aus der Nahrung ungenügend aufgespaltet wird.

Gefahr für Je länger Sie »sauer« sind, desto gefährlicher wird es für
die Knochen Ihre Knochen. Ihnen wird das fehlende Kalzium entzogen, bis es irgendwann zur Osteoporose kommt. Deshalb möchte ich Ihnen einen wichtigen Rat geben: Führen Sie kein radikales Abnehmen durch, und dehnen Sie Schlankheitskuren nicht über 14 Tage aus. Sorgen Sie dabei für eine vermehrte Zufuhr von Kalzium und Vitamin D.

Kalziummangel durch Phosphor

Wichtige »Partner«

Zum Aufbau des Knochens und für andere Zwecke braucht der Organismus neben Kalzium auch Phosphor. Beide Elemente sind als phosphorsaurer Kalk (Apatit, → Seite 30) aneinander gebunden und für die Festigkeit der Knochen verantwortlich. Organische Phosphorverbindungen übertragen Energie und sorgen für die Verbrennung; ohne sie gäbe es keine Muskelarbeit.

Das können Sie tun

So lange Sie täglich jeweils dieselbe Menge Kalzium und Phosphor zu sich nehmen, im Durchschnitt etwa 800 bis 1.000 Milligramm, ist zwischen den beiden Mineralstoffpartnern alles in Ordnung. Überwiegt jedoch die Zuführung von Phosphor, wird er zum Kalziumfeind.

Überschüssige Phosphate verbinden sich mit Kalzium zu schwer löslichen Salzen, die ausgeschieden werden, bevor im Darm das dringend benötigte Kalzium herausgelöst werden kann. Mehr noch: Wenn die Phosphorsäuren dann immer noch nicht »satt« sind, holen sie sich sogar eingelagertes Kalzium aus den Knochen.

Kalzium- und Phosphor-Aufnahme

● Nehmen Sie also nie mehr Phosphor als Kalzium zu sich. Dabei hilft Ihnen die Mineralstoff-Tabelle (→ Seite 48).

● Wer von Osteoporose bedroht ist, sollte die tägliche Kalziumzufuhr auf mindestens 1.500 Milligramm steigern, nicht jedoch die Aufnahme von Phosphaten.

● Die tägliche Zufuhr von mehr als 1.500 Milligramm Phosphor ist auf jeden Fall gefährlich für die Knochen.

Vorsicht bei Konserven

Diese obere Grenze erreichen Sie mit der heutigen Ernährung viel rascher, als Sie denken. Außer den schon erwähnten Konserven und Erfrischungsgetränken enthalten vor allem folgende Nahrungsmittel große Mengen an Phosphaten: Kondensmilch, Fertiggerichte, Pudding, Soßen, Cremes, Speiseeis, Backmischungen, Schmelzkäse, Fischkonserven, Schokolade.

Mehr darüber erfahren Sie aus der Mineralstofftabelle (→ Seite 48).

Knochen brauchen Bewegung

Astronauten werden nach ihrer Rückkehr zur Erde besonders gründlich untersucht. Bei ihnen stellte man als Folge tage- oder wochenlanger Schwerelosigkeit eine Abnahme nicht nur der Muskeln, sondern auch der Knochenmasse fest. Dasselbe gilt für die Muskeln und Knochen von Armen oder Beinen, die durch einen Gips für längere Zeit ruhiggestellt waren. Es dauerte einige Zeit, bis man den Grund herausfand.

Sie wissen, daß ein Muskel größer und stärker wird, wenn man ihn regelmäßig trainiert, und daß er verkümmert (atrophiert), wenn man ihn nicht beansprucht. Einen direkten Zusammenhang zwischen Muskel- und Knochenmasse aber gibt es nicht; die Wechselwirkungen sind eher indirekt:

Bewegung fördert den Knochenaufbau

Wenn Muskeln bewegt werden, üben sie einen mechanischen Reiz auf den darunterliegenden Knochen aus. Dieser Reiz löst in der Knochenhaut eine biochemische Reaktion aus. Die für die Knochenbildung zuständigen Zellen (Osteoplasten) werden zu vermehrter Tätigkeit angeregt, zugleich wird die Durchblutung der Knochen gesteigert. Nun überwiegt der Knochenaufbau gegenüber dem Abbau. Bleibt der Bewegungsreiz aus, ist es umgekehrt.

Die Signalwirkung dieser bioelektrischen Potentiale können Sie sich so vorstellen: Jeder Skelettmuskel ist an einem Knochen befestigt. Wird der Muskel bewegt, meldet er »seinem« Knochen: Du wirst jetzt stärker beansprucht, also tu etwas! Bleibt das Signal aus, hat der Knochen überhaupt keine Veranlassung, etwas für seine Stärke und Festigkeit zu tun.

Muskeltraining

Auf diese Weise fördert Muskeltraining auch den Knochenaufbau und beugt der Osteoporose vor.

Für einen gefährdeten oder bereits geschädigten Knochen allerdings ist nicht jede Art der Bewegung geeignet. Lesen Sie aufmerksam die beiden Übungsteile (→ Seite 55 und 81) durch, bevor Sie etwas unternehmen. So können Sie es verhindern, daß Sie sich selbst schaden.

Tips für die Ernährung

Nachdem Sie eine Menge über Osteoporose erfahren haben, kommen wir noch konkreter als bisher zur Praxis. Dieser Abschnitt ist vorwiegend für die jüngeren Leserinnen und Leser gedacht. Er faßt übersichtlich zusammen, was Sie bei Ernährung und Bewegung (→ Seite 55) beachten sollten, wenn Sie gesund werden und gesund bleiben wollen. Falls Sie schon betroffen sind oder laut Test (→ Seite 23) ein erhöhtes Osteoporose-Risiko tragen, werden Ihnen die nachfolgenden Tabellen und Hinweise auch nützen. Die vorbeugenden Übungen sind dann für Sie weniger zu empfeh-

Bitte beachten Sie len. Was Sie über die Behandlung und möglicherweise Heilung Ihrer Krankheit wissen wollen, finden Sie ab Seite 62.

Faustregel: 1.000 Milligramm Kalzium plus Vitamin D
Die Deutsche Gesellschaft für Ernährung empfiehlt für den gesunden Erwachsenen als durchschnittliche Tagesdosis je 800 Milligramm Kalzium und Phosphor, dazu 5 Mikrogramm (Millionstel Gramm!) Vitamin D. Mit solchen Mengenangaben kann kein normaler Mensch etwas anfangen. Deshalb sind in der ersten Tabelle (→ Seite 51) als Orientierungshilfe einige Nahrungsmittel mit besonders hohem Vitamin-D-Gehalt aufgeführt. Die tägliche Dosis von 5 Mikrogramm Vitamin D sollte nicht wesentlich überschritten werden.

Das gilt nicht für Kalzium und Phosphor, wie ich bereits gesagt habe (→ Seite 44). Nach meiner Erfahrung ist angesichts der vielen »Kalziumräuber«, von denen wir bedroht sind, für den gesunden Erwachsenen eine Tagesdosis von 1.000 Milligramm Kalzium zu empfehlen. Kinder und Jugendliche brauchen während der Wachstumsphase mindestens 1.200 Milligramm täglich. Eine werdende oder stillende Mutter verbraucht so viel Kalzium, daß 1.400 Milligramm pro Tag ratsam sind, um den Bedarf zu decken und die Verluste auszugleichen.

Erhöhter Bedarf während des Wachstums

Sollten Sie bei sich Symptome einer Osteoporose oder im Test ein erhöhtes Risiko festgestellt haben, ist eine Steigerung der Tagesmenge auf 1.500 Milligramm oder mehr Kalzium sicher nicht falsch. Dasselbe gilt, wenn Sie rauchen, Alkohol oder Kaffee trinken oder aus einem der anderen im vorigen Abschnitt beschriebenen Gründe überdurchschnittlich viel Kalzium verbrauchen. Ich wiederhole: Steigern Sie die Tagesmenge Phosphor entsprechend der Kalziumaufnahme, aber auf keinen Fall über 1.500 Milligramm pro Tag!

So bekommen Sie Ihre Tagesration
Eine möglichst vielseitige, also eine normale Mischkost deckt bequem Ihren Durchschnittsbedarf an Vitamin D, Kalzium und Phosphor – auf diese drei wichtigsten Stoffe wollen wir uns hier konzentrieren. Ich biete Ihnen mit den beiden Tabellen (→ Seite 48 und 51) einige Anhaltspunkte. Die Vitaminliste ist nur eine kleine Auswahl. Bei der Mineralstoffliste sollten Sie darauf achten, daß Nahrungsmittel, bei denen der Phosphoranteil stark überwiegt, durch andere mit mehr Kalzium kompensiert werden.

Mischkost

Bedenken Sie aber bitte: Essen muß schmecken und Spaß machen. Verderben Sie sich diese Freude nicht durch eine penible Buchführung über »Milligramme«. Es genügt, wenn Sie über den Daumen peilen und die richtige Richtung einhalten!

Nahrungsmittel-Tabellen*

Lebensmittel	Kalzium mg/100 g	Phosphor mg/100 g
Milch, Milchprodukte		
Vollmilch 3,5%	120	90
Magermilchpulver	1.290	1.020
Saure Sahne	110	90
Kondensmilch 10%	315	246
Buttermilch	109	90
Joghurt 3,5%	120	92
Emmentaler 45% Fett i.Tr.	1.020	636
Parmesan 35% Fett i.Tr.	1.290	840
Edamer 30% Fett i.Tr.	800	570
Camembert 30% Fett i.Tr.	600	540
Limburger 45% Fett i.Tr.	527	316
Molkenkäse 10% Fett i.Tr.	310	430
Schmelzkäse 60% Fett i.Tr.	400	700
Eier		
Hühnerei, frisch, ganz	56	216
Geflügel, Fleisch, Fleischwaren		
Brathähnchen	12	200
Gans	24	313
Suppenhuhn	11	178
Kalbskotelett	13	187
Kalbsschnitzel	10	193
Rinderbraten	5	187
Rinderleber	7	358
Schweinebraten	5	180
Schweineschnitzel	5	186
Geflügelmortadella	26	458
Kalbskäse	17	426
Rindswurst, Frankfurter	16	432
Münchner Weißwurst	22	460

Lebensmittel	Kalzium mg/100 g	Phosphor mg/100 g
Wiener Würstchen	15	372
Bratensoße, Trockenpulver	230	700
gekörnte Brühe	150	700
Getreide, Getreideprodukte		
Hafer	79	342
Roggen	64	373
Weizen	44	406
Roggenmehl Type 815	22	135
Weizenmehl Type 405	15	90
Vollkornhaferflocken	65	391
Corn-flakes	10	60
Weizenkleie	43	1.240
Mehrkornknäckebrot	35	285
Mischbrot	22	203
Roggenvollkornbrot	26	275
Weißbrot	58	89
Eierteigwaren allgemein	27	191
Kerne, Nüsse, Samen		
Haselnüsse	226	333
Leinsamen	260	660
Mohnsamen	1.448	848
Sesamsamen	783	607
Hülsenfrüchte, Soja, Sojaprodukte		
grüne Erbsen	50	320
Zuckererbsen	310	265
Sojabohnen, frisch	250	570
Sojamehl, halbfett	250	650
Hefe, Hefeerzeugnisse		
Bierhefe, getrocknet	50	1.800
Hefeflocken	200	1.500

Lebensmittel	Kalzium mg/100 g	Phosphor mg/100 g
Gemüse, Gemüseprodukte, Pilze		
Kartoffeln gegart	10	45
Pommes frites	21	68
Blattspinat	125	55
Brennessel	200	120
Brokkoli	105	80
Brunnenkresse	180	64
Grün(Braun)kohl	212	87
Kohlrabi	68	50
Mangold	103	39
Möhren	41	35
Petersilienblätter	245	128
Porree	87	45
Spinat	126	55
Wirsing	59	51
Zwiebeln	26	25
Möhrensaft	98	100
Sauerkrautsaft	143	133
Butterpilz	314	880
Steinpilz	265	1.326
Obst, Obstprodukte		
Apfelsine	42	22
Datteln	65	60
Feigen	54	32
Kiwi	38	31
Mandarine	35	20
Sanddornbeeren	42	9
Weintrauben	18	20
Süßwaren		
Kakaopulver, schwach entölt	120	660
Melassesirup, dunkel	500	31

Lebensmittel	Kalzium mg/100 g	Phosphor mg/100 g
Nougat-Creme, süß	170	200
Sahne-Milch-Schokolade	103	145
Getränke alkoholfrei		
Cola, coffeinhaltig	4	15
Fruchtsäfte	9	50
Kaffee, Instantpulver, trocken	160	360
Malzkaffee	30	100
Getränke alkoholhaltig		
Export, hell	6	8
Sekt	3	7
Weißwein, lieblich	14	13

* Quelle: GU Kompaß Mineralstoffe, Dipl. oec. troph. Petra Hopfenzitz

Besonders reiche Vitamin-D-Quellen*

Als besonders reich an Vitamin D wurden solche Lebensmittel bezeichnet, durch die mit einer üblichen Portion mindestens 20% der von der DGE empfohlenen Zufuhr von Vitamin D erreicht werden. Die DGE (1991) empfiehlt pro Tag für weibliche und männliche Erwachsene 5 µg (Mikrogramm) Vitamin D.

Tagesration

Lebensmittel (verzehrbarer Anteil)	Portion in g	µg je Portion
Seefische		
Katfisch	100	0,5
Makrele	100	1,0
Kabeljau	100	1,3
Rotbarsch	100	2,3

Lebensmittel (verzehrbarer Anteil)	Portion in g	µg je Portion
Seefische		
Heilbutt	100	5,0
Thunfisch	100	5,4
Sardine	100	7,5
Ostseehering	100	7,8
Hering	100	31,0
Katfisch	150	0,75
Makrele	150	1,5
Kabeljau	150	1,95
Rotbarsch	150	3,45
Heilbutt	150	7,5
Thunfisch	150	8,1
Sardine	150	11,25
Ostseehering	150	11,7
Hering	150	46,5
Süßwasserfische		
Aal	100	13,0
Lachs	100	16,3
Aal	150	19,5
Lachs	150	24,45
Fischdauerwaren		
Lachs, in Dosen	45	5,2
Bismarckhering	45	5,85
Bückling	45	13,5
Sprotten, geräuchert	45	14,4
Aal, geräuchert	45	40,5
Geflügel		
Leber	100	1,3
Hammelfleisch		
Leber	100	2,0

Lebensmittel (verzehrbarer Anteil)	Portion in g	μg je Portion
Kalbfleisch		
Bug, Bauch, Hals		
Keule, Kotelett	100	3,8
Bug, Bauch, Hals		
Keule, Kotelett	150	5,7
Pilze		
Champignons	100	1,9
Pfifferlinge	100	2,1
Morcheln, Steinpilze	100	3,1
Champignons	200	3,9
Pfifferlinge	200	4,2
Morcheln, Steinpilze	200	6,2

*Quelle: Die große GU Vitamin- und Mineralstoff-Tabelle
      Prof. Dr. I. Elmadfa
      Dipl. oec. troph. D. Fritzsche
      Prof. H.D. Cremer

Wichtige Regeln für die Ernährung

Lassen Sie Ihre Phantasie spielen, denn Kochen und Essen sollen ja Spaß machen. Was nicht schmeckt, ist auch nicht gesund. In der (gekürzten) Liste von Vitaminen und Mineralstoffen (→ Seiten 48 und 51) finden Sie einige bei Osteoporose besonders empfehlenswerte Nahrungsmittel, die Ausgangspunkt für den Speiseplan sein können.

Essen soll Spaß machen

Bei Auswahl und Zubereitung der Nahrung sollten Sie einige bewährte Grundregeln beachten:

● Schränken Sie Fleisch und Wurstwaren auf ein vernünftiges Maß ein und vermeiden Sie weitgehend Schweinefleisch und tierische Fette.

● Eine rein vegetarische Kost ist einseitig und kann Mangelzustände hervorrufen. Sie muß durch Milch- und Sojaprodukte ergänzt werden.

Sparen Sie mit Fett

● Bevorzugen Sie Fette mit den wertvollen mehrfach ungesättigten Fettsäuren, zum Beispiel kaltgepreßtes Oliven-, Sesam-, Bucheckern- oder Sonnenblumenöl. Sparen Sie insgesamt mit Fett.

● Frisch zubereitete Speisen sind ungleich wertvoller als Konserven oder Fertiggerichte.

Nutzen Sie Druck- und Römertopf

● Je länger Gemüse kocht oder gart, desto »ärmer« ist das Ergebnis. Lösung: Druck- oder Römertopf und kurze Zubereitung mit »Biß«.

● Fisch sollte wenigstens einmal pro Woche auf der Speisekarte stehen.

● Eine klare Bouillon, noch besser Kalbsbrühe, vor dem Hauptgericht liefert wertvolle Gerüststoffe und hat kaum Kalorien.

● Eine Quarkspeise mit Obst als Nachtisch läßt sich beliebig variieren und ist wertvoller als Pudding oder Eiskrem aus der Packung.

Essen Sie langsam

● Essen Sie immer langsam und mit Genuß, dann haben Sie mehr davon, und die Nahrung wird besser verwertet.

● Es schadet nicht, eine Mahlzeit ausfallen zu lassen und sie durch Obst oder Joghurt zu ersetzen. Das ist besser als ein Magenfüller im Schnellimbiß.

● Leber, Nieren und andere Innereien enthalten Mineralstoffe und Vitamine, sollten aber nur in größeren Abständen genossen werden, weil sich in diesen Organen auch Schadstoffe anreichern.

● Obst und Rohkost sind gesünder, wenn sie aus »deutschen Landen« stammen und nicht chemisch für lange Transporte fit gemacht werden müssen.

● Treibhausprodukte außerhalb der Saison schmecken fad und bringen Ihnen höchstens Pflanzenfasern als Ballaststoffe.

Verlassen Sie sich auf Ihren Instinkt

● Fast überall gibt es bereits die Möglichkeit, bei Biobauern oder Bioläden einzukaufen. Aber erkundigen Sie sich genau, nicht alles, was sich »Bio« nennt, verdient dieses Prädikat.

● Verlassen Sie sich mehr auf Ihren Instinkt und Ihre Geschmacksnerven als auf die Werbung, dann liegen Sie insgesamt richtig.

Aus Platzgründen kann ich Ihnen hier keine Rezepte anbieten, im Anhang (→ Bücher, die weiterhelfen, Seite 88) finden Sie aber eine Reihe von Kochbüchern, die ein reiches Angebot von leckeren Rezepten enthalten. Dort finden Sie auch Bücher, deren Rezepte auf der Grundlage der besonders günstigen »laktovegetabilen« Kost (Obst, Gemüse, Salate und Milchprodukte) aufbauen.

Kochen Sie mit Spaß

Das Bewegungsprogramm zur Vorbeugung

Ein vorbeugendes Muskeltraining, das Ihre Knochen vor frühzeitigem Abbau schützt und zugleich den Aufbau fördert, ist so vielseitig, daß ich hier nur am Beispiel »Knie« zeigen kann, was ich meine, und mich darüber hinaus auf die für Sie wichtigen Grundregeln beschränken muß.

Das ist auch richtig so. Ich bin Ärztin und nicht Physiotherapeutin. Was für den einen Menschen richtig ist, kann für den anderen falsch sein. Da Sie keine akuten Beschwerden haben, ist die Krankengymnastin, die auf Anweisung Ihres Orthopäden arbeitet, für Sie die falsche Adresse. Am besten fahren Sie, wenn Sie sich einem wirklich seriösen Studio anvertrauen und im übrigen auf Ihre »innere Stimme« hören. Sie sagt Ihnen zuverlässiger als jeder Therapeut, was Ihnen gut tut und was nicht.

Beachten Sie Grundregeln

Zunächst also die Grundregeln, die Sie unbedingt beachten sollten:

- Nur regelmäßige und gleichmäßige Anspannung stärkt einen bestimmten Muskel, plötzliche und ruckartige Belastungen schaden.
- Beginnen Sie bescheiden und steigern Sie die Zeit der Muskelanspannung nur allmählich.
- Brechen Sie die Übung ab, wenn ein Gelenk schmerzt oder ein angespannter Muskel zu zittern beginnt.
- Sportlicher Ehrgeiz – schadet mehr, als er nützt.
- Für die systematische Stärkung der Rückenmuskeln, die unsere Wirbelsäule entlasten, gibt es bewährte »Rückenschulen« (→ Bücher, die weiterhelfen, Seite 88).

● Es ist wirksamer, mit einem Partner zu üben und sich dabei gegenseitig zu unterstützen.

● Die systematische fachliche Kontrolle und langsame Steigerung der Leistung in einem gut geleiteten Fitneß-Studio ist nützlich, aber man kann auch allein und ohne jeden Aufwand üben.

Mäßig, aber regelmäßig

● Täglich fünf Minuten nach dem Aufstehen bringen mehr als eine halbe Stunde jedes Wochenende.

● Bei der Wahl der günstigsten Sportart gilt: Je gleichmäßiger Muskeln belastet werden, desto besser. Ruckartige und einseitige Belastungen sind zu vermeiden (→ Seite 66).

● Wichtig ist die Entspannung nach jeder Anspannung.

Erste Übung

Der große Streckmuskel an der Oberseite des Oberschenkels heißt »Quadrizeps«, weil er vier Köpfe hat, die mit einer gemeinsamen Endsehne die Kniescheibe umschließen. Er sollte schon deshalb frühzeitig gestärkt werden, weil damit dem bei Osteoporose so gefürchteten Oberschenkelhalsbruch wirksam vorgebeugt wird.

Zur Vorbeugung

Bei dieser Übung sitzen Sie auf einer festen Unterlage und halten sich mit beiden Händen seitlich fest. Heben Sie mit gestrecktem Knie fünfmal das linke Bein, halten es jedesmal einige Sekunden lang etwa 20 Zentimeter über dem Boden; dann heben Sie in gleicher Weise fünfmal das rechte Bein. Führen Sie diese Übung mit kleinen Pausen dreimal durch. Sie stärken damit Oberschenkel und Knie ähnlich wie bei den sonst üblichen Kniebeugen, aber ohne die Belastung der Gelenke (→ Abbildung oben, Seite 57). Zum Abschluß lassen Sie Ihre Beine locker und ruhen sich aus.

Zweite Übung

Zu dieser Übung brauchen Sie einen Helfer.

Sie brauchen einen Helfer

Sie sitzen mit gestreckten Beinen am Boden, Ihr Oberkörper ist aufgerichtet. Stützen Sie sich zunächst mit den Händen am Boden ab. Ihr Helfer hält Ihre Füße fest am Boden. Gegen diesen Widerstand pressen Sie beide Beine mit gestreckten Knien gleichzeitig nach oben. Dabei lassen Sie

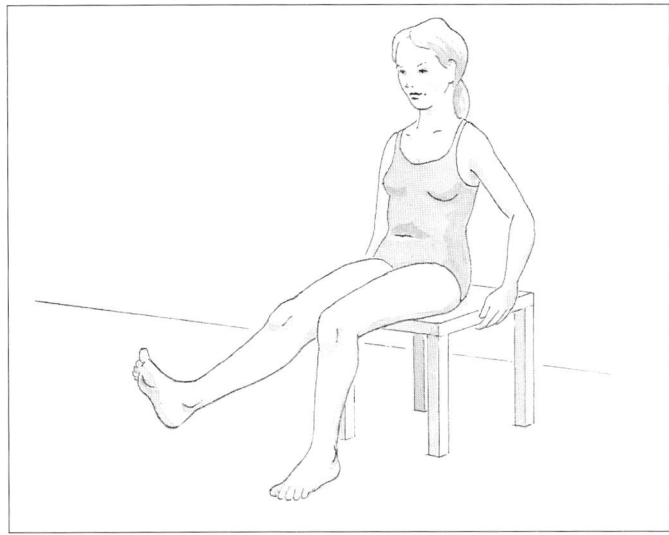

*Erste Übung –
das rechte Bein
strecken und
einige Sekun-
den über dem
Boden ausge-
streckt halten;
das Bein am
Boden absetzen
und wieder an-
heben, insge-
samt fünfmal;
anschließend
mit dem linken
Bein üben.*

die Unterlage los und drehen die Handinnenflächen nach
außen. Ihr Oberkörper wird sich dabei leicht nach hinten neigen (→ Abbildung unten). Sie werden ein Ziehen im Kreuz
spüren.

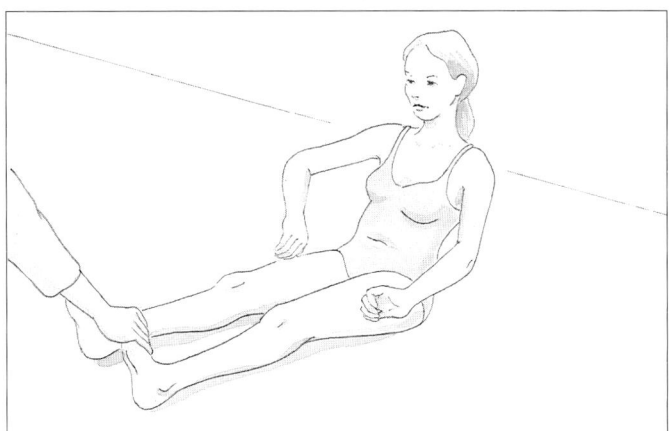

*Zweite Übung –
die gestreckten
Beine gleich-
zeitig gegen den
Widerstand
nach oben
pressen, dabei
die Handinnen-
flächen nach
außen drehen,
bis ein Ziehen
im Kreuz
entsteht.*

Dritte Übung –
in Rückenlage
die angewinkel-
ten Beine gegen
das Ziehen des
Helfers in der
Stellung halten,
bis ein leichtes
Muskelzittern
auftritt.

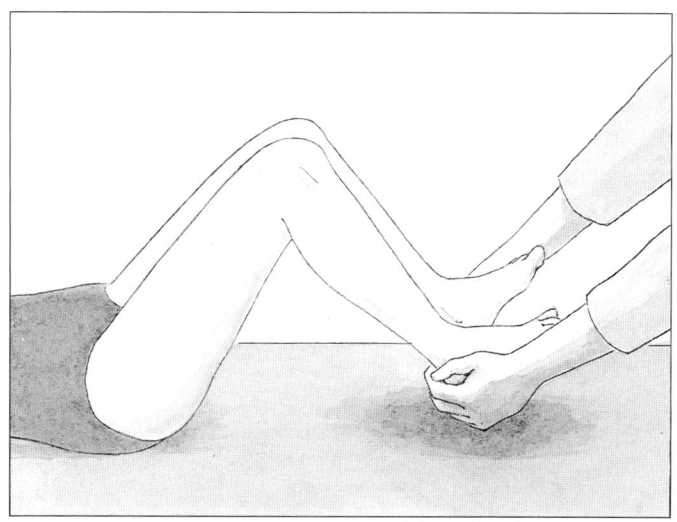

Dritte Übung

Diese Übung stärkt die Beugemuskeln an der Unterseite der Beine.

Sie liegen mit angewinkelten Beinen auf dem Rücken. Ihre Füße sind aufgestellt. Ein Helfer steht oder kniet, je nachdem worauf Sie liegen, an Ihrem Fußende, umfaßt Ihre Fersen und versucht, sie an sich heranzuziehen. Dem setzen Sie möglichst großen Widerstand entgegen (→ Abbildung oben). Diese Übung sollten Sie, unterbrochen von kleinen Pausen, in denen Sie Ihre Muskeln entspannen, so lange ausführen, bis Sie ein leichtes Muskelzittern spüren. Stehen Sie dann auf, und lockern Sie Ihre Muskeln durch kräftiges Ausschütteln.

Stärkung der Beugemuske

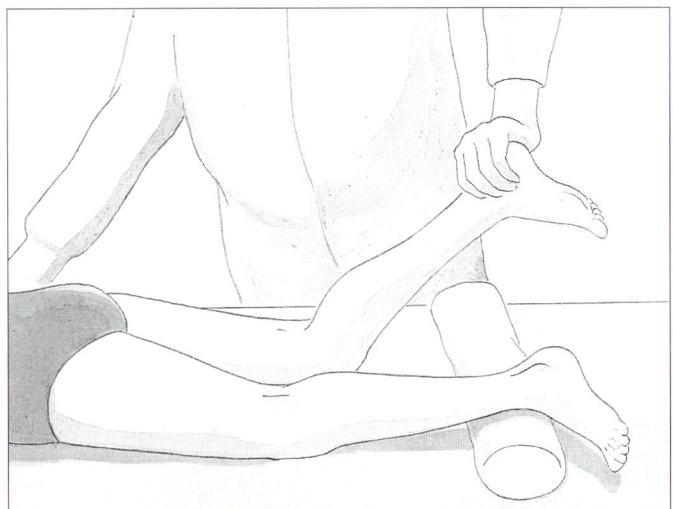

Vierte Übung – in Bauchlage den rechten Unterschenkel gegen den Widerstand des Helfers anheben, die Anspannung zehn Sekunden lang halten, den Unterschenkel wieder ablegen. Auf jeder Seite drei- bis fünfmal üben.

Vierte Übung

Sie liegen auf einer Unterlage am Boden flach auf dem Bauch, mit einer kleinen Rolle unter den Füßen. Nun heben Sie den rechten Unterschenkel gegen den Widerstand an, den ein Helfer durch Druck auf die Ferse ausübt. Das Knie bleibt auf dem Boden (→ Abbildung oben). Halten Sie diese Anspannung zehn Sekunden lang, dann legen Sie den linken Unterschenkel wieder ab. Führen Sie die Übung anschließend mit dem linken Unterschenkel durch – wieder den Unterschenkel gegen Widerstand anheben, die Anspannung zehn Sekunden lang halten, den Unterschenkel ablegen. Führen Sie die Übung auf jeder Seite drei- bis fünfmal durch.

gleichmäßige Anspannung

Fünfte Übung – mit dem Rücken fest an eine Wand lehnen (links); langsam an der Wand nach unten rutschen, bis die Oberschenkel waagerecht sind (rechts); die Position zehn Sekunden lang halten, langsam wieder auf- richten.

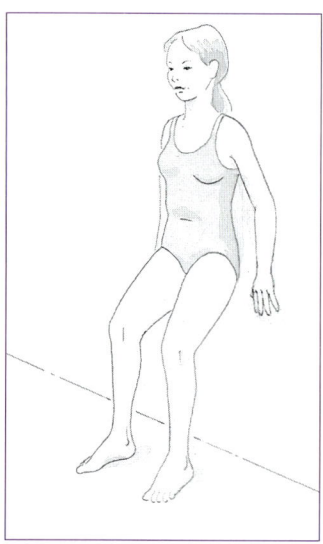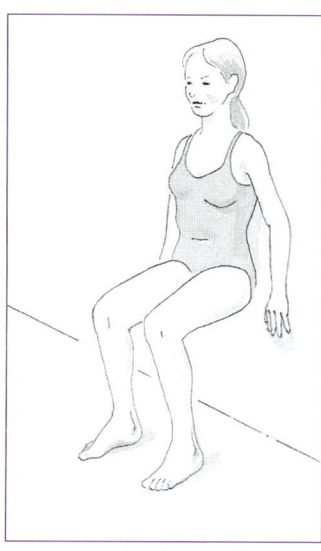

Fünfte Übung

Diese Übung trainiert Beuge- und Streckmuskeln an beiden Beinen gleichzeitig.

Stellen Sie sich mit dem Rücken an eine etwas rauhe Wand, und lehnen Sie sich fest an. Die Handinnenflächen liegen zu beiden Seiten des Körper ebenfalls an der Wand; stützen Sie sich mit ihrer Hilfe ab. Nun rutschen Sie langsam mit Rücken und Handinnenflächen an der Wand herunter und schieben gleichzeitig die Füße nach vorn, bis Oberschenkel und Unterschenkel einen rechten Winkel bilden (→ Abbildung oben). Verharren Sie zehn Sekunden lang in dieser etwas anstrengenden Position. Dann richten Sie sich langsam wieder auf.

Achten Sie darauf, daß Ihre Füße bei dieser Übung nicht wegrutschen; üben Sie also nur in Schuhen, die eine rutschfeste Sohle haben, oder auf einem rauhen Bodenbelag.

Training der Beuge- und Streckmuske

*Sechste Übung –
in Hockposition den
Rücken gegen die
Wand pressen, das
linke Bein ausstrecken
und einige Sekunden
halten; den linken Fuß
wieder absetzen;
anschließend mit dem
rechten Bein üben.*

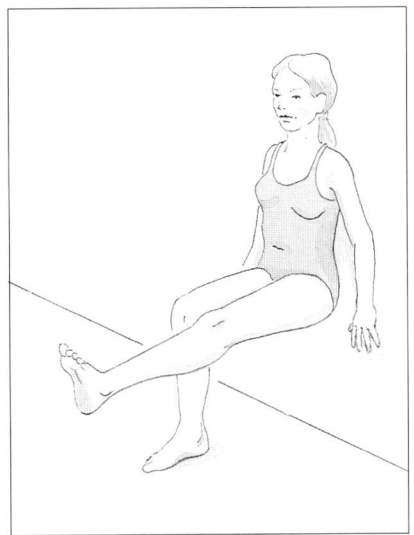

Sechste Übung

Diese Übung ist schwieriger als die vorangegangene. Stellen Sie sich deren Ablauf deshalb erst einmal vor, bevor Sie sich entscheiden, ob Sie sich diese Übung zutrauen können. Sie führen die Übung wie die fünfte Übung aus, nur strecken Sie jetzt, nachdem Sie die Hockposition erreicht haben, erst das linke Bein in die Waagerechte, halten diese Stellung einige Sekunden und setzen den linken Fuß wieder auf den Boden. Dann strecken Sie das rechte Bein in die Waagerechte, halten es einige Sekunden ausgestreckt und setzen den Fuß schließlich wieder ab (→ Abbildung oben). Führen Sie die Übung mit jedem Bein fünfmal durch. Anschließend richten Sie sich wieder auf und lockern Ihre Muskeln durch Ausschütteln.

Überfordern Sie sich nicht

Derartige Muskelübungen nennt man »statisch-dynamisch«, weil sie Ruhe mit Bewegung kombinieren. Sie lassen sich in ähnlicher Weise auf die Arme und den ganzen Körper übertragen.

Natürliche Behandlung der Osteoporose

Linderung von Beschwerden

Dieses Kapitel schreibe ich für all diejenigen, die schon von einer Osteoporose betroffen sind, und für die hochgradig Gefährdeten. Ich möchte damit Vorurteile ausräumen, falsche Informationen zurechtrücken und Ihnen aufzeigen, daß es vor, während und nach einer Osteoporose immer Mittel und Wege gibt, um zumindest Beschwerden zu lindern und das Fortschreiten der Krankheit aufzuhalten. Vieles können Sie selbst tun, für manche Behandlungen brauchen Sie den Arzt.

Ist Osteoporose wirklich heilbar?

Wenn ich diese Frage im Gegensatz zu einer immer noch weit verbreiteten Lehrmeinung, aber in Übereinstimmung mit neuen Forschungsergebnissen mit »ja« beantworte, bin ich Ihnen eine Begründung schuldig.

Auch in der Osteoporoseforschung bewegt sich etwas. Mindestens einmal im Monat liest man nicht nur in der Boulevardpresse, sondern sogar in Fachzeitungen den Namen eines neuen Medikaments, das den Knochenabbau angeblich stoppt oder rückgängig macht. Alle diese Mittel haben etwas gemeinsam: Entweder sind sie in der Erprobung oder in Deutschland noch nicht zugelassen. In einem seriösen Ratgeber kann ich Ihnen nur die Wege aufzeigen, die heute allgemein zur Verfügung stehen. Das ist schon sehr viel. Das »Wundermittel« gibt es noch nicht. Aber ich würde mich freuen, wenn ich für die nächste Auflage meines Buches diesen Abschnitt umschreiben müßte.

Es gibt kein Wundermittel

Hormone regen den Knochenaufbau an

Es wäre so einfach, wenn man in porös gewordene, entkalkte Knochen das fehlende Kalzium einlagern könnte. So simpel funktioniert das aber leider nicht. Bereits geschädigte Knochenstrukturen kann man nur dann wieder festigen, wenn man die dafür zuständigen Zellen in der Knochenhaut, die Osteoplasten, anregt und zugleich alle für die Regeneration erforderlichen Stoffe wie Mineralien, Vitamine oder Spurenelemente in ausreichender Menge zur Verfügung stellt.

Hierbei spielt als Botenstoff das Hormon Kalzitonin zusammen mit dem Parathormon eine wichtige Rolle. Es stimuliert die aufbauenden Osteoplasten und hemmt die abbauenden Osteoklasten. Wenn jetzt genug Kalzium, Phosphor, Vitamin D, Fluorid und eine gerüstbildende Substanz wie Gelatine vorhanden sind, kann sich auch ein bereits porös gewordener Knochen regenerieren. Kalzitonin kann man nicht einnehmen. Der Arzt muß es spritzen, und zwar in genau der richtigen Menge und in bestimmten Intervallen, die er nach einer Untersuchung individuell festlegt.

Der Arzt behandelt

Rufen wir uns noch einmal in Erinnerung, daß man Kalzium kaum überdosieren kann, weil es von den Nieren sehr gut reguliert wird (→ Seite 43). Zu viel freies Vitamin D im Blut lagert sich jedoch an die Knochen an, entzieht ihnen Kalk und bewirkt damit das Gegenteil dessen, was wir erreichen wollten. Die ebenso wichtigen Parathormone werden über die Schilddrüse gesteuert. Sie stehen bei einer Überfunktion nicht in der benötigten Menge zur Verfügung. Bei jeder Osteoporose-Behandlung muß also unbedingt auch die Schilddrüsenfunktion kontrolliert werden.

Wichtig!

Vorsicht bei Steinen in Nieren, Gallenblase, Blase!

Vor einer Intensivtherapie muß außerdem sichergestellt werden, daß in Nieren, Gallenblase oder Blase nicht kalziumhaltige Steine vorhanden sind. Sie könnten sich durch die Behandlung vergrößern.

Jetzt die Ernährung umstellen

Eine wichtige Rolle bei der ernährungsorientierten Behandlung der Osteoporose spielt das Magnesium. Normalerweise enthält unsere Nahrung genug von diesem Mineral. Heute leiden immer mehr Menschen unter einem unerkannten Magnesiummangel. Dann muß es während der Osteoporosebehandlung »substituiert«, also zusätzlich eingenommen werden. Aus diesen Gründen ist es ratsam, eine Mineralstoffanalyse durchführen zu lassen (→ Seite 42).

Zuerst die Mineralstoffanalyse

Das Pektin, das in Äpfeln, einigen anderen Früchten, in Gelier- und Bindemitteln enthalten ist, hat viele Vorzüge, ist aber ebenso wie eine gestörte Darmflora ein Feind der Kalziumionen. Wenn Sie gern Äpfel oder Marmeladen essen, sollten sie zum Ausgleich die tägliche Kalziumdosis erhöhen (→ Tabelle Seite 48).

Einfache Hilfen

Am einfachsten ist die Zufuhr von Gelatine, die Sie im Reformhaus bekommen. In reiner Form ist sie kaum genießbar. Als Granulat (Apotheke) kann man sie mit Zitrone und Süßstoff in Wasser einrühren. Oder essen Sie zur Abwechslung Sülze, Preßsack, Gelees und andere gelatinehaltige Speisen.

Andere gerüstbildende Substanzen und Aminosäuren sind besonders reichlich in Milch und Milchprodukten enthalten. Falls Sie zu den Menschen gehören, die Milch schlecht vertragen, können Sie auf Käse und gesäuerte Milchprodukte wie Joghurt Quark, Kefir, Sauer- und Buttermilch ausweichen. Damit tun Sie auch Ihrem Darm einen Gefallen.

Für den Knochenaufbau

Rohkost und Getreide, vor allem ungeschälter Reis und Vollkornmehl, Sesam und andere Körner enthalten neben viel Kalzium auch Eiweiß, Spurenelemente und andere für den Knochenaufbau wichtige Stoffe.

Besonders wertvoll und gut verdaulich ist Sojamehl. Es zeichnet sich auch dadurch aus, daß es wenig vorbehandelt ist und Mineralstoffe in einer viel höheren Konzentration enthält als gebleichtes Weizenmehl.

Ohne eine gleichzeitige Umstellung der Ernährung auf eine Kost, die alle knochenbildenden Stoffe enthält, ist jede Behandlung der Osteoporose nur die Hälfte wert.

Fluor als Härtungsmittel

Der Körper eines erwachsenen Menschen enthält 2,6 Milligramm Fluor. 96 Prozent davon sind in seinen Knochen gespeichert. Ohne Fluor wären weder Knochen noch Zähne fest. Dann wäre der Mensch vielleicht auf der Entwicklungsstufe von Schnecken oder Schalentieren stehengeblieben, meint der Biochemiker Dr.K.G. König.

Festigung des Skeletts

Das Spurenelement Fluor ist in der Natur weit verbreitet und überdurchschnittlich gut resorbierbar. Das heißt, der Organismus hat keine Probleme, es aufzunehmen. Wie ist es dann möglich, daß Karies und Knochenschäden auf einen weit verbreiteten Mangel hindeuten?

Dafür gibt es zwei Gründe:

● Durch eine einseitige und intensive Bewirtschaftung sind unsere Böden verarmt und ausgelaugt. Es gelangt weniger Fluor in unsere Nahrung.

● Bei kohlenhydratarmer Kost entstehen, vor allem in der Mundhöhle, große Mengen von Fäulnisbakterien, die den Zahnschmelz angreifen.

Sorgen Sie für ausreichende Fluorversorgung

Zur Verfestigung des Kristallgitters im Knochenkalk sind Fluoride unentbehrlich. Erhebungen in den USA haben bewiesen, daß Zahnfäule und Osteoporose in Gebieten mit fluoridiertem Trinkwasser signifikant zurückgehen. Bei uns in Europa ist eine heftige Diskussion darüber im Gange, ob man unserem Trinkwasser Fluoride zusetzen sollte oder nicht. So lange darüber noch nicht entschieden ist, bleiben Ihnen zur Sicherung einer ausreichenden Fluorversorgung zwei Möglichkeiten:

Fluoride im Trinkwasser?

● Nehmen Sie Speisen und Getränke mit hohem Fluorgehalt in Ihren Speisezettel auf, zum Beispiel Fisch, Vollkornprodukte, Sojabohnen, Nüsse und schwarzen Tee (→ Seite 41).

● Kaufen Sie sich in der Apotheke Fluoridtabletten, und beachten Sie genau die Dosierungsvorschrift.

Gefährdete Knochen schützen und schonen

Es gibt drei Arten von Belastungen, die für Osteoporotiker gefährlich sind und die Sie deshalb vermeiden sollten:

Wichtig!

● Dynamische Belastungen durch plötzlichen Zug oder Druck, die sich aus Stößen, Sprüngen oder abruptem Abbremsen ergeben.

65

● Statische Belastungen durch Gewaltmärsche, Treppensteigen oder das Heben schwerer Gewichte.

● Erhebliches Übergewicht, es bedeutet eine ununterbrochene Dauerbelastung für Skelett und Bewegungsapparat.

Keine Überlastung Vermeiden Sie alles, was entweder eine länger dauernde Überlastung oder kurzzeitige ruckartige Belastungen mit sich bringt. Seien Sie nicht tapfer, sondern klug, wenn Ihr Körper Sie durch Schmerzen warnt.

Das heißt auf keinen Fall, daß Sie sich aus lauter Vorsicht nicht mehr bewegen sollen – im Gegenteil. Nur Muskelbewegung regt den Knochenaufbau wirklich an (→ Seite 45), und der beste Schutz für gefährdete Knochen ist deshalb die Stärkung der Muskulatur, die dann einen Teil der Stützaufgaben übernimmt. **Bewegung regt an**

Das ist kein Widerspruch in sich. Es bedeutet, daß Sie bestimmte Formen von Sport und Bewegung unterlassen und andere bevorzugen sollen.

Ungünstig sind alle Ballspiele, Springen, Reiten, Geräteturnen, die meisten Kraftsportarten, extremes Tanzen, schwere Bergtouren, Motorradfahren und alles, was Stöße mit sich bringt.

»Sanfte« Sportarten Günstig sind Schwimmen, Radfahren, Spazierengehen, Langlauf, gezielte Gymnastik und vor allem isometrische Übungen (→ Seite 55).

Kontrollieren Sie Ihr Gewicht

Der erste Schritt zur Schonung gefährdeter Knochen sollte die annähernde Einhaltung des Normalgewichts sein. Auf ein paar Kilo kommt es dabei nicht an, und wir haben diskutiert, warum radikale Schlankheitskuren Mangelzustände verursachen und nicht in Frage kommen (→ Seite 34). Bei einem Körpergewicht, das nach der Broccaformel mit der Faustregel »Zentimeter über einem Meter gleich Kilogramm« um mehr als 20 Prozent überschreitet, sollten Sie in Abstimmung mit Ihrem Arzt etwas unternehmen – beispielsweise Ihre Ernährung umstellen (→ Seite 53). **Faustregel**

Schmerz kann hilfreich sein

Schmerz hat die lebensrettende Aufgabe, Gefahren rechtzeitig anzuzeigen. Wenn bei Osteoporose Schmerzen im Rücken, in den Gelenken oder auch wechselnd an verschiedenen Stellen auftreten, ist das ein dringendes Signal zur Schonung.

Signal »Schmerz«

Dabei tun Knochen selbst nicht weh, höchstens eine entzündete Knochenhaut könnte sich bemerkbar machen. Was schmerzt, sind »Kompressionen«, die durch Veränderungen der Knochen, Muskelverspannungen oder Fehlhaltungen entstehen. Das heißt zu deutsch: Irgendwo ist ein Nerv gequetscht. Solche Schmerzen können sehr quälend und hartnäckig sein, lassen sich aber durch natürliche Methoden lindern (→ Seite 68).

Dauerschmerz muß nicht sein

Unser Körper reagiert, wie gesagt, nur dann mit Schmerzen, wenn eine Gefahr für die Gesundheit besteht oder – um bei unserem Thema zu bleiben – Skelett und Bewegungsapparat falsch belastet sind. Diese Warnung müssen wir ernstnehmen.

Schmerz kann aber dann, wenn er sich durch eine Behandlung der gemeldeten Ursache nicht sofort beseitigen läßt, zu einer eigenständigen Krankheit werden. Dann wird gerade bei der Osteoporose ein verhängnisvoller Teufelskreis gebildet: Ein Fehler im Skelett ruft Fehlhaltungen und sehr schmerzhafte Muskelverspannungen hervor, dadurch wird der Knochen weiter geschädigt und die Verkrampfung nimmt zu.

Ein Teufelskreis

Bei einem solchen Dauerschmerz muß man den Teufelskreis durch ein starkes Schmerzmittel durchbrechen, dabei aber eine wichtige Tatsache im Auge behalten: Wenn die Warnung wegfällt, könnte der Patient zu »unphysiologischen« Belastungen verleitet werden, die mehr schaden als nützen. Deshalb ist die umfassende Information der Betroffenen so wichtig.

Gerade Schmerzen, die als Folge einer Osteoporose auftreten, werden natürlich nicht nur mit Spritzen und Tabletten bekämpft. Diese Mittel setzt der Arzt ein, wenn es gar nicht anders geht. Die folgenden Beispiele sollen Ihnen zeigen, wie viele verschiedene Möglichkeiten Sie selbst in der Hand haben, wenn Sie selbst etwas für sich tun wollen.

Selbsthilfe bei Schmerzen

Entspannung: Muskelverkrampfungen lösen Schmerz aus oder verstärken ihn. Dagegen gibt es einige erprobte Entspannungsmethoden, angefangen vom autogenen Training bis hin zur Muskelentspannung nach Jacobsen. Alle diese Methoden können Sie unter fachlicher Anleitung selbst erlernen und anwenden. Kurse gibt es bei den meisten Volkshochschulen, Gesundheitszentren und Universitäten.

Das können Sie tun

Heimgeräte: Zwei handelsübliche Trainingsgeräte sind bei Osteoporose besonders geeignet; die Bauch- oder Rückenwippe und ein Ergometer oder Standfahrrad, das man auf dem Rücken liegend treten kann. Bei diesem Training sollten Sie vorsichtig beginnen und darauf achten, daß Sie sich nicht überanstrengen. Sobald Schmerzen einsetzen, sofort aufhören.

Schuheinlagen: Jede einseitige Belastung kann eine Osteoporose auslösen oder verschlimmern. Ein Beckenschiefstand kommt sehr häufig vor. Die Ursache ist meist eine unterschiedliche Beinlänge, die Ihnen möglicherweise bisher gar nicht aufgefallen ist. Bereits eine Differenz von ein bis zwei Zentimetern kann Ihre Knochen schädigen. Wenn Ihr Arzt Sie genau vermessen hat, schaffen Einlagen oder Spezialsohlen rasch Abhilfe.

Psychotherapie: Rückenschmerzen können auch seelische Ursachen haben oder durch anhaltenden Streß verstärkt werden. Deshalb gehört zu jeder modernen Schmerztherapie das Einzel- oder Gruppengespräch mit einem erfahrenen Therapeuten. Wenn Sie eine private oder berufliche Belastung, die weit zurückliegen kann, aufgedeckt und erkannt haben, verschwinden Schmerzen oft von selbst.

Auch die Seele braucht oft Hilfe

Hexenschuß, Bandscheibe oder Wirbelbruch?

Es gibt drei Krankheiten, die überhaupt nichts miteinander zu tun haben, aber trotzdem häufig verwechselt werden, weil die Symptome genau dieselben sind: plötzliches, kraftloses Zusammensinken, schlagartig auftretende unstillbare stechende Schmerzen, die vom Rücken ausgehen, Bewegungsunfähigkeit bis hin zu Lähmungserscheinungen. In allen drei Fällen wird Druck auf die von den Wirbelkanälen ausgehenden Nerven ausgeübt. Eine exakte Unterscheidung der Ursache allein ist auch durch klinische Untersuchungen sehr schwer zu treffen. Auskunft geben erst bildgebende Methoden wie Röntgen, Computertomographie oder Kernspin-Tomographie, die der Arzt veranlaßt.

Die Diagnose ist wichtig

Eine klare Diagnose ist deshalb unerläßlich, weil die drei Krankheiten grundverschieden behandelt werden müssen und – um nur ein Beispiel zu nennen – die »Stuhllage« mit rechtwinklig hochgelegten Beinen beim Bandscheibenvorfall richtig und beim Wirbelbruch falsch ist.

● Beim Hexenschuß werden die Nerven durch eine Kompression der kleinen Kopfgelenke der Wirbelsäule zusammengedrückt. Die Schmerzen verschwinden nach einigen Tagen wieder.

● Beim »Prolaps«, dem Bandscheibenvorfall, der oft mit dem Hexenschuß verwechselt wird, gleitet eine der Bandscheiben, die das elastische Polster zwischen den Rückenwirbeln bilden, aus ihrer normalen Lage und drückt auf einen Nerv.

● Bricht ein porös gewordener Rückenwirbel spontan oder durch eine relativ geringe Belastung ein, verliert er einen Teil seines Umfang und drückt ebenfalls auf die aus den Wirbelkanälen austretenden Nerven.

Sonderfall Skoliose

Ein besonderes Problem stellt die Skoliose dar, die S-förmige seitliche Verkrümmung der Wirbelsäule, die sich meistens während der Pubertät bemerkbar macht und von der

Häufig in der Pubertät

Mädchen zehnmal häufiger betroffen sind als Jungen. Wenn die Abweichung von der Senkrechten etwa 30 Grad oder mehr ausmacht, liegt fast immer gleichzeitig eine Osteoporose vor. Das kann einerseits auf gemeinsame Ursachen – einen gestörten Hormonhaushalt – hindeuten, ist aber andererseits mit Sicherheit auch eine Folge der einseitigen Belastung. In diesen Fällen muß manchmal ein »Milwaukee«-Korsett zur Unterstützung der Therapie getragen oder es muß operiert werden (→ Seite 72).

Was nach einem Wirbelbruch zu tun ist

Ärztliche Behandlung

Im Zusammenhang mit Osteoporose interessiert uns nur der Wirbelbruch. Er kommt im höheren Alter oder im fortgeschrittenen Stadium häufiger vor und ist nicht rückgängig zu machen, aber bei richtiger Behandlung läßt sich eine weitgehende Beschwerdefreiheit erreichen.

Die akuten Schmerzen lassen sich durch Strecken lindern. Jüngeren Patienten wird der Arzt kurzzeitiges »Aufhängen« an den Füßen oder Knien verordnen.

Älteren Patienten hilft eine Schräglage, wobei der Kopf tiefer liegt als das Becken. Durch Ruhigstellen, Kalziumzufuhr und Medikamente läßt sich eine Festigung der eingebrochenen Wirbelkörper erreichen. Die Wirbelsäule wird bei nur geringer Bewegungseinschränkung langfristig wieder stabil. **Auch selbst aktiv werden** Allerdings muß man auch selbst dafür sorgen, daß von jetzt an der Knochenaufbau angeregt und der Knochenabbau gebremst wird.

Jetzt Schmerzmittel einsetzen

Bei einem spontanen Wirbelbruch sollte der Arzt vorübergehend mit Schmerzmitteln eingreifen. Sie mildern auch die muskulären Verspannungen und durchbrechen so einen Teufelskreis (→ Seite 67). Spätestens nach einigen Wochen sollten die Beschwerden abgeklungen sein.

Osteoporose-Korsett

In weit fortgeschrittenen Fällen, wenn Wirbelkörper eingebrochen oder geschädigt sind, wird es ratsam sein, vor allem die Wirbelsäule vorübergehend oder – ganz selten – auf Dauer durch ein Spezialkorsett zu stützen. Es wird von einem Orthopäden verordnet und von einem Fachmann individuell angepaßt. Dieses Korsett wird auch bei der Krankengymnastik getragen, bis sich die Wirbelsäule wieder gefestigt hat und die Rückenmuskeln stark genug sind, um einen Teil der Stützfunktion zu übernehmen. Meistens kann **Vom Orthopäden verordnet** nach einigen Monaten wieder auf das Korsett verzichtet werden.

Der »Witwenbuckel«

Vor noch gar nicht so langer Zeit war Osteoporose eine Krankheit der wenigen Frauen, die alt genug wurden, um sie überhaupt zu bekommen. Ihre meist viel älteren Ehemänner und »Ernährer« waren gestorben, ohne eine ausreichende Sozialfürsorge ging es diesen Frauen schlecht, Mangel ließ ihre Knochen entkalken und insbesondere die Brustwirbel einbrechen. Sie bekamen einen Buckel und gingen am Stock. Bei den meisten ging die Verkrümmung jedoch von ganz anderen Ursachen aus.

Da gibt es zunächst einmal die »Scheuermannsche Krankheit«, die meistens in jungen Jahren auftritt, aber Folgen hat. Der Aufbau des Knochengerüsts ist dabei gestört, Kalzium lagert sich »unplanmäßig« ein, es kommt zu einer teilweisen Verkalkung der Wirbelsäule. Sie bereitet einige Jahre lang Beschwerden, stabilisiert sich aber meistens im dritten Lebensjahrzehnt dauerhaft auf Kosten einer geringen Verkrümmung.

Dieser Buckel oder »Gibbus« kann sich im fortgeschrittenen Alter verstärken. Es kann eine »Bechterewsche Krankheit« auftreten, die zum rheumatischen Formenkreis zählt. Auch sie krümmt die Wirbelsäule, hat aber ebenfalls nichts mit Osteoporose zu tun und muß von ihr durch genaue Untersuchung unterschieden werden.

Mögliche Ursachen

Vier Regeln bei einem Buckel

Durch das Einbrechen mehrerer Brustwirbel durch Osteoporose kann sich ein »Witwenbuckel« entwickeln.

● Entgegen der landläufigen Meinung deutet er nicht zwingend auf eine Osteoporose hin, weil der »Gibbus« in der überwiegenden Zahl der Fälle eine andere Ursache hat, zum Beispiel Abnutzung von Wirbeln und Bandscheiben, Muskelverspannungen oder rheumatische Krankheiten.

● Ein Buckel (Kyphose) kann durch die Fehlstellung eine Osteoporose fördern. Deshalb müssen Muskeln und Wirbelsäule durch Dehnung und Stärkung unterstützt werden.

Hilfe durch Operation

● Bei länger anhaltenden Beschwerden durch die Verkrümmung ist ein Korsett angebracht (→ Seite 70), das zumindest bei körperlicher Belastung getragen werden sollte.

● In schweren Fällen hilft eine Operation, bei der entweder mehrere Wirbel durch Knochenspäne fest miteinander verbunden werden oder eine gefährdete Partie durch ein »Titankörbchen« entlastet wird, oder notfalls ein »Harrington-Stab« einen Abschnitt der Wirbelsäule geraderichtet und versteift.

Gefahr: Oberschenkelhalsbruch

Der Oberschenkelhals ist das Verbindungsstück zwischen dem Schaft und dem Kopf des Oberschenkelknochens, der sich in der Pfanne des Hüftgelenks bewegt. Diese kritische Stelle ist bei älteren Menschen aus zwei Gründen besonders bruchgefährdet:

● Der Winkel des Schenkelhalses, normalerweise 125 Grad, wird mit zunehmendem Alter kleiner und damit ungünstiger für den Druck, den dieser Teil des Knochens durch das Körpergewicht zu tragen hat.

● Dichte und Festigkeit des Knochens nehmen im Alter durch Entkalkung ab, so entsteht hier fast eine »Sollbruchstelle«.

Die Fraktur kann durch leichten Stoß, ein Ausrutschen erfolgen. Dann ist das Bein entweder nach außen oder nach innen abgeknickt und kann nicht mehr gehoben werden.

Vor allem bei älteren Menschen

Diese Komplikation der Osteoporose ist deshalb gefürchtet, weil beim alten Menschen der Knochen schlecht heilt und manchmal ein halbes Jahr vergeht, bis das Bein wieder belastet werden kann. Dadurch werden Muskel- und Knochenmasse weiter reduziert. Durch lange Bettlägerigkeit ergeben sich oft Komplikationen wie Lungenentzündungen, Wundliegen, Kreislaufstörungen und vieles mehr. Mindestens 15 Prozent der Patienten über 70 Jahre sterben innerhalb eines Jahres nach dem Bruch an solchen Komplikationen.

Seit einigen Jahren versucht man, den Heilprozeß durch eine Fixierung der Bruchstelle mit einem Marknagel zu beschleunigen. Diese Operation bedeutet für ältere Menschen aus anderen Gründen (Narkose) ein hohes Risiko.

Sie müssen die Initiative ergreifen

Am Anfang dieses Buches stellte ich fest, daß bis heute die meisten akuten Osteoporoseerkrankungen erst durch einen solchen Oberschenkelhalsbruch erkannt werden. Das ist sowohl für die Medizin als auch für die Betroffenen ein Armutszeugnis und muß geändert werden. Der Arzt kann keine Diagnose stellen, wenn Sie ihm nicht rechtzeitig Beschwerden oder Verdachtsmomente mitteilen. Also muß der Anstoß vom informierten Patienten kommen. Dann hat der Arzt alle heute verfügbaren Untersuchungsmethoden einzusetzen, um den Grad der Osteoporose und damit auch des Bruchrisikos zu ermitteln. Nur so wird eine individuell angepaßte und wirksame Behandlung möglich. Verschiedene Behandlungsmethoden stelle ich Ihnen auf den folgenden Seiten vor.

Der Arzt braucht die Mithilfe des Patienten

Gelatine »leimt« spröde Knochen

Bei der Herstellung von Gelatine wird Knochen und Haut von Tieren genau das entzogen, was unsere Knochen elastisch macht und ihre Neubildung anregt. Es handelt sich um das organische Drittel am Gewicht der Knochen. Was dabei entsteht, kennen Sie, wenn Sie schon einmal Kalbsknochen gekocht haben: ein klarer, durchsichtiger »Glibber«, die Gelatine.

Gereinigt und industriell hergestellt, dient Gelatine zum Backen und Kochen. Granuliert (Apotheke) kann man sie als Medizin zu sich nehmen, mindestens einen Eßlöffel pro Tag, am besten morgens auf nüchternen Magen. Wackelpuddings und Götterspeisen nützen nichts, weil sie keine Gelatine enthalten, sondern Agar-Agar, ein asiatisches Produkt aus getrockneten Meeresalgen, das im Wasser zu einer gallertartigen, festen Masse aufquillt.

Gelatine-Ersatz

Es ist sicher richtig, wenn Sie Gelatine pur oder in Speisen zu sich nehmen, zum Beispiel als klare Bouillon, frisch gekocht und nicht aus der Tüte. Ein Teil davon wird Ihren Knochen zugute kommen. Sicherer ist es, vor einer solchen »Kur« Ihren Arzt oder Apotheker um Rat zu fragen. Nicht jede Gelatine ist gleich gut, preiswerte Produkte können auch von Tieren stammen, die auch schon »zivilisations-geschädigt« sind.

Es wäre wunderbar, wenn man Gelatine, die noch dazu billig ist, auf direktem Weg in spröde gewordene Knochen ein-bauen könnte. Sie gelangt nur dann dorthin, wo wir sie brau-chen, wenn gleichzeitig als Katalysatoren einige Spurenele-mente und Aminosäuren als »Einbauhilfe« vorhanden sind.

Fragen Sie den Fachmann

Das ist so kompliziert, daß ich Sie nicht mit biochemischen Formeln aufhalten, sondern lieber an den Fachmann verwei-sen möchte, der Ihnen entsprechend dem Befund Ihre indi-viduelle Kur verordnet.

Haiknorpel lindert Beschwerden

»Wundermittel« gibt es nicht. Aber seit kurzer Zeit ist in den deutschen Apotheken ein Präparat zu bekommen, das in den USA und in anderen Ländern über den grünen Klee ge-lobt wird. Erste Ergebnisse bei uns deuten darauf hin, daß die amerikanischen und japanischen Naturwissenschaftler, die sich intensiv mit dem Haifischknorpel beschäftigt haben, recht haben könnten.

Das Skelett vom Hai besteht nicht aus Knochen, sondern fast vollständig aus Knorpel. Daraus kann man eine hoch-wertige Gelatine machen – aber das allein ist es nicht. Die Regenerationsfähigkeit dieses Fisches, der seit 400 Millio-nen Jahren unverändert unsere Meere bewohnt, ist erstaun-lich. Riesige Wunden heilen rasch, und kaum jemals wurde ein schwerkranker Hai gefangen.

Diesem Phänomen gingen einige Wissenschaftler nach und fanden in der Knorpelsubstanz dieses Fisches be-stimmte Proteine und andere Stoffe, die im Knorpel anderer höher entwickelten Tieren fehlen. Schon die ersten Ver-

Starke Heilkraft

suche mit einem Extrakt ergaben, daß sich die Heilkraft auf andere Tiere und sogar auf den Menschen übertragen läßt.

Nach einer langen Entwicklungszeit wurde das Haifischknor-pelpulver so weit verfeinert, daß wir heute sagen können:

● Dieses Pulver hilft bei einigen degenerativen Krankheiten wie Arthrose und Osteoporose und bei entzündlichen Vor-gängen, vor allem rheumatischen Erkrankungen.

● Es unterstützt den Aufbau und die Festigung von Knochen, die durch Alter, Abbau oder aus anderen Gründen anfällig geworden sind.

● Der Aufbau von Muskelmasse wird ebenfalls gefördert.

Wichtig ist dabei: Es handelt sich nicht um ein Medikament, sondern um einen rein biologischen Nahrungszusatz, der einem gefährdeten Personenkreis auf natürliche Weise und ohne Nebenwirkungen Stoffe zuführt, die in der heutigen Nahrung weitgehend fehlen. Deshalb rate ich Ihnen, mit Ihrem Arzt darüber zu sprechen, ob Sie die Behandlung Ihrer Osteoporose durch ein solches frei verkäufliches Präparat unterstützen sollten.

Kein Medikament

Helfen Wärme und Bestrahlung?

Als Ärztin müßte ich antworten: Eigentlich gar nicht – in Wirklichkeit aber doch, nämlich indirekt über Muskeln, Bänder und Sehnen.

Der Knochen selbst ist hitzeempfindlich. Die Knochenhaut reagiert auf intensive Wärme mit Ablösung und starken Schmerzen. Die zum Knochenaufbau notwendige bessere Durchblutung läßt sich mit Wärme nicht erreichen. Entzündungen zum Beispiel der Nerven müssen mit Kälte und nicht mit Wärme behandelt werden. Wärme hilft nicht direkt bei Osteoporose.

Indirekte Wirkung

Bei einer Osteoporose ist der Muskel durch den Schmerz verkrampft, er ist schlecht durchblutet und drückt auf den Knochen. Wärme löst den Krampf, verbessert die Durchblutung des Muskels, verringert den Druck und damit auch den Schmerz. Auf diese Weise wird auch der Knochen wieder besser versorgt.

Bessere Versorgung der Knochen

Starke Wärme ist, wie gesagt, für die Knochenhaut eher schädlich. Aber von hier aus führen die feinen Blutgefäße zur Versorgung und Entsorgung ins Innere des Knochens. Wenn der Muskel über dem Knochen besser durchblutet ist, verbessern sich automatisch auch die Versorgung des Knochens und der Abtransport von Schlacken und Schadstoffen.

Milde Wärme

So hilft Wärme in jeglicher Form zwar nicht direkt, aber indirekt bei Osteoporose. Das ist deshalb so wichtig, weil es bedeutet: Richtige Wärmeanwendung nützt Ihnen, falsche schadet.

Beispiele für Wärmebehandlung

Lockert verspannte Muskeln

Jede Rotlichtlampe, die Sie sich preiswert besorgen können, ist ausgezeichnet geeignet, verspannte Muskeln zu lockern, ihre Durchblutung und damit auch die Vorsorgung des darunterliegenden Knochens zu verbessern.
Aber: Wenn die Lampe zu dicht am Körper ist (weniger als zehn Zentimeter) oder zu lange einwirkt (länger als 20 Minuten), kann der Knochen erhitzt und das Gegenteil erreicht werden.
Sauna ist ebenfalls günstig bei Osteoporose, falls nicht eine andere Krankheit (Herz, Kreislauf) das Saunabaden verbietet. Gleichmäßige trockene Wärme und Schwitzen regen die Durchblutung sehr kräftig an, fördern die Entschlackung und machen insgesamt widerstandsfähiger.

Fördert die Durchblutung

Aber: Wenn Sie nach der Erhitzung, wie es üblich ist, kalt duschen oder das Tauchbecken benutzen, ist das für einen geschädigten Knochen ein Schock, auf den er schlagartig mit Schmerzen reagieren könnte. Wer Osteoporose hat oder gefährdet ist, sollte sich zwar zwei bis drei Saunagänge gönnen, aber die krassen Temperaturunterschiede der Kaltanwendung vermeiden.

Hilft beim Entspannen

Bettwärme ist wohl das älteste Heilmittel der Welt. Sie verbindet in idealer Weise körperliche Entlastung und psychisches Abschalten mit einer sanften, gleichmäßigen Durchwärmung des ganzen Körpers und ist deshalb bei Osteoporose zu empfehlen.
Aber: Menschen, die sich bei jedem Wehwehchen in die schützende »Höhle« ihres Bettes flüchten, werden empfindlicher, antriebsärmer und bewegen sich zu wenig. Das ist gerade bei Osteoporose ungünstig. Zum Aufwärmen außerhalb der Nachtruhe genügt eine halbe Stunde im Bett. Bitte ausziehen und warm zudecken!

Daraus sollte klar werden, was ich meine:
Wärme hilft bei Osteoporose, aber nicht direkt, sondern indirekt und nur dann, wenn Sie dabei nicht übertreiben. Hören Sie einfach auf, sobald Sie sich in der Wärme nicht mehr wohl fühlen!

Bitte beachten

Heilen mit Wasser

Als der junge Sebastian Kneipp vor weit über hundert Jahren ein Buch des Schweidnitzer »Wasserarztes« Dr. Johann Siegmund Hahn in die Hand bekam, wurde die moderne Hydrotherapie geboren. Der schwerkranke Theologiestudent Kneipp kurierte sein Lungenleiden aus, indem er aus dem Seminar im Winter zu der eine knappe Stunde entfernten Donau lief, badete und sich auf dem Heimweg beim Dauerlauf wieder aufwärmte. Es war eine Roßkur, an der er ebenso gut hätte sterben können. Er wurde gesund, entwickelte im Laufe eines langen Lebens in Wörishofen die heute noch gültigen Therapieregeln. Er verfeinerte sie nach dem Motto: Weniger ist meistens mehr.

Weniger ist mehr!

Wasser-Anwendungen sind auch bei Osteoporose sehr hilfreich, weil sie, wie schon beschrieben, indirekt die Versorgung der Knochen verbessern. Dabei ist jedoch zu beachten, daß man kalte Güsse nicht machen darf.

Wasser macht schwerelos

Damit erschöpft sich die Hydrotherapie nicht. Alle im Wasser durchgeführten Übungen zur Stärkung und Lockerung der Muskeln sind deshalb so empfehlenswert, weil die Gewichtsbelastung im Wasser weitgehend wegfällt. Wassergymnastik und Unterwassermassagen sind gerade bei fortgeschrittenen Stadien der Osteoporose außerordentlich hilfreich.

Wassergymnastik

Schwimmen ist deshalb für Osteoporotiker eine der günstigsten Sportarten Es bedeutet aktives Bewegungstraining ohne Belastung. Am besten hilft Ihnen Meerwasser.

Was Meerwasser so wertvoll macht

Meerwasser ist fast genauso zusammengesetzt wie unser Blut, durch die »Osmose«, eine wechselseitige Durchdringung von Membranschichten, gelangen wichtige Wirkstoffe in unser Blut.

Durch seinen Salzgehalt besitzt das Meerwasser haargenau den Auftrieb, der unseren Körper schwerelos macht, wenn der Kopf über Wasser ist.

Einige andere Wechselwirkungen, die Mineralstoffionen, mechanische Reize und psychologische Effekte betreffen, sind noch nicht restlos erforscht, aber in der Praxis bewährt. Fest steht, daß viele Osteoporotiker nach einem ausgedehnten Urlaub am Meer Erleichterung empfinden. Diesen Effekt kann man auch gezielter einsetzen, nämlich durch die vor 30 Jahren von der Krankengymnastin B. Krafft entwickelte »Meerwasser-Auftriebs-Therapie« (→ Seite 82). Hier werden in der Behandlung zusätzlich sogenannte »Auftriebskörper« eingesetzt, kleine, luftgefüllte Kissen, die einzelne Gliedmaßen absolut schwerelos machen. Bei bereits vorhandenen Veränderungen durch Osteoporose fallen so die Schmerzen weg. Es kommt das zustande, was man »archetypische Bewegungsmuster« nennt, also Reaktionen, die tief in unseren Instinkten verankert sind. Ich habe bei diesen Übungen spastisch Gelähmte, Muskelkranke, Osteoporotiker und sogar Querschnittsgelähmte gesehen, die sich in der künstlichen Schwerelosigkeit wieder beschwerdefrei bewegen konnten. Diese Behandlung dauert allerdings sehr lange, und sie wird nicht immer von den Kassen bezahlt. Bei Lähmungserscheinungen hilft kaum etwas besser als diese Therapie, aber bei den Folgen einer Osteoporose haben wir einige Alternativen – zum Beispiel den Urlaub am Meer mit einem vorher vom Therapeuten festgelegten Bewegungsprogramm oder Meersalz für die Badewanne.

Wichtig: Die Wassertemperatur muß über 26 Grad liegen, weil niedrige Temperaturen die Beschwerden eher verschlimmern könnten. Deshalb sind den Osteoporotikern eher »südliche Gefilde« zu empfehlen.

Meerwasser-Auftriebs-Therapie

Gönnen Sie s einen Urlaub am Meer

Die Magnetfeldtherapie

Meerwasser ist fast genauso zusammengesetzt wie unser Blut, durch die »Osmose«, eine wechselseitige Durchdringung von Membranschichten, gelangen wichtige Wirkstoffe in unser Blut.

Durch seinen Salzgehalt besitzt das Meerwasser haargenau den Auftrieb, der unseren Körper schwerelos macht, wenn der Kopf über Wasser ist.

Eine natürliche Methode

Einige andere Wechselwirkungen, die Mineralstoffionen, mechanische Reize und psychologische Effekte betreffen, sind noch nicht restlos erforscht, aber in der Praxis bewährt. Fest steht, daß viele Osteoporotiker nach einem ausgedehnten Urlaub am Meer Erleichterung empfinden. Diesen Effekt kann man auch gezielter einsetzen, nämlich durch die vor 30 Jahren von der Krankengymnastin B. Krafft entwickelte »Meerwasser-Auftriebs-Therapie« (→ Seite 82). Hier werden in der Behandlung zusätzlich sogenannte »Auftriebskörper« eingesetzt, kleine, luftgefüllte Kissen, die einzelne Gliedmaßen absolut schwerelos machen. Bei bereits vorhandenen Veränderungen durch Osteoporose fallen so die Schmerzen weg. Es kommt das zustande, was man »archetypische Bewegungsmuster« nennt, also Reaktionen, die tief in unseren Instinkten verankert sind. Ich habe bei diesen Übungen spastisch Gelähmte, Muskelkranke, Osteoporotiker und sogar Querschnittsgelähmte gesehen, die sich in der künstlichen Schwerelosigkeit wieder beschwerdefrei bewegen konnten. Diese Behandlung dauert allerdings sehr lange, und sie wird nicht immer von den Kassen bezahlt. Bei Lähmungserscheinungen hilft kaum etwas besser als diese Therapie, aber bei den Folgen einer Osteoporose haben wir einige Alternativen – zum Beispiel den Urlaub am Meer mit einem vorher vom Therapeuten festgelegten Bewegungsprogramm oder Meersalz für die Badewanne.

Fördert die Kalziumeinlagerung

Wichtig: Die Wassertemperatur muß über 26 Grad liegen, weil niedrige Temperaturen die Beschwerden eher verschlimmern könnten. Deshalb sind den Osteoporotikern eher »südliche Gefilde« zu empfehlen.

strahlungsgerät über die zu behandelnden Knochen legt. Das können Arme und Beine sein, aber auch die Wirbelsäule oder der Brustkorb. Insbesondere nach einem Oberschenkelhalsbruch ist die Magnetfeldtherapie zu empfehlen. Eine halbe Stunde Behandlung täglich genügt. Nach vier bis sechs Wochen ist meistens eine meßbare Verbesserung der Knochendichte eingetreten.

Sie können sich ein Gerät leihen

Die Behandlung kann in einer Klinik, ambulant in einer orthopädischen Praxis oder auch zu Hause durchgeführt werden. Ihr Arzt schickt den Antrag auf ein Leihgerät mit Ihrer exakten Diagnose an ein Institut (→ Adressen, die weiterhelfen, Seite 92). Von dort bekommen Sie umgehend das für Sie eingestellte Gerät. Die Kosten werden mit der Krankenkasse abgerechnet.

Was ist »Piezoelektrizität«?

Wenn man bestimmte Kristalle mechanisch zusammendrückt und wieder losläßt, laden sie sich durch Veränderungen innerhalb der Atomhüllen elektrisch auf. Man kann den Kristall aber auch durch einen Anstoß von außen in Schwingungen versetzen. Quarz schwingt außerordentlich rasch und gleichmäßig. Er wird deshalb in der Meßtechnik und zum Bau sehr ganggenauer Uhren verwendet.

Kristalle schwingen

Seit wenigen Jahren wissen wir, daß dieser »Piezoeffekt« auch in der belebten Natur eine wichtige Rolle spielt. Wie Sie wissen, bestehen unsere Knochen zu zwei Dritteln aus anorganischem Material, also aus Mineralien. Diese sind teilweise als Kristalle eingelagert, zum Beispiel der Apatit, dessen plättchenförmige Anordnung für die Knochenhärte mitverantwortlich ist, zugleich aber auch für die notwendige Elastizität (→ Seite 30).

Wichtig für die Knochenbildung

Kristalle in unseren Knochen werden laufend verbraucht und neu gebildet. Bei der Steuerung dieser Regeneration spielen bioelektrische Ladungen eine Rolle. Auch wenn die Wirkungsweise der Piezoelektrizität noch nicht vollständig erforscht ist, steht schon fest, daß die rhythmische Aufladung der Kristalle in der Knochenstruktur von größter Bedeutung für die Festigkeit der Knochen ist.

Der Piezoeffekt sieht in der Praxis so aus:

● Mechanischer Druck auf die Kristalle im Knochen, zum Beispiel beim Gehen, erzeugt in den eingelagerten Kristallen Piezoelektrizität und einen Anreiz zu Aufbau und Festigung der Knochen.

Mechanischer Druck

● Fehlt der mechanische Druck bei Verletzungen oder langer Bettlägerigkeit, kann man den Piezoeffekt durch einen Reiz von außen erzeugen, zum Beispiel mit Hilfe der Magnetfeldtherapie (→ Seite 79).

Keine der operativen oder therapeutischen Maßnahmen befreit Sie davon, aktiv etwas zu Ihrer Gesundung beizutragen. Ein schadhaftes Auto kann man in der Werkstatt abgeben und verlangen, daß man es intakt zurückbekommt. Diese weit verbreitete »Reparaturmentalität« funktioniert in der Medizin nicht. Auch in den angesprochenen schweren Fällen osteoporotischer Erkrankungen hängt es von Ihnen ab, ob eine Operation oder eine andere ärztliche Maßnahme dauerhaft Erfolg hat oder nicht: Geben Sie Ihren Knochen alle notwendigen Aufbaustoffe (→ Seite 29) und vernünftig dosierte Bewegung (→ Seite 45)!

Das Bewegungsprogramm zur Behandlung

Es ist nur menschlich, daß wir Leiden soweit wie möglich aus dem Weg gehen. Wenn uns etwas wehtut, nehmen wir automatisch die Körperhaltung ein, bei der dieser Schmerz am geringsten ist. Meistens ist das eine Fehlhaltung, die das Leiden verschlimmert. Dann ist es besser, den »Schmerzkreis« zu durchbrechen, um die geschädigten Knochen zu entlasten.

hlhaltungen beheben

Wenn hohes Alter und eine fortgeschrittene Osteoporose zusammentreffen, kommt sehr oft ein verhängnisvoller Teufelskreis in Gang, den ich hier noch einmal ansprechen muß. Viele Osteoporosepatienten liegen monatelang im Bett. Aber auch dann, wenn sie nicht bettlägerig sind, wird ihnen

Bewegung ist wichtig

jede Anstrengung zur Qual. Sie halten sich so ruhig wie möglich. Je weniger sich der Patient bewegt, desto dünner werden die Muskeln und desto brüchiger die Knochen. Nichts regt den Aufbau an. Diese fortschreitende Degeneration schränkt die Bewegungsfähigkeit weiter ein.

In der Überschrift rufe ich zu mehr Bewegung auf, jedoch nicht zu Leichtsinn. Lassen Sie mich das kurz erklären.

Nicht übertreiben!

Gerade für einen schon geschädigten Knochen ist Bewegung gut und notwendig, aber es muß eine genau dosierte und richtige Bewegung sein, die keinen weiteren Schaden anrichtet. Im Anfangsstadium der Krankheit merken Sie selbst, wie viel Sie sich zutrauen dürfen. Sobald erste Beschwerden auftreten, schalten Sie sofort einen Gang zurück.

Der Therape berät Sie

Bei einer weiter fortgeschrittenen Osteoporose, im hohen Alter oder dann, wenn andere einschränkende Krankheiten vorhanden sind, sollten Sie nicht auf eigene Faust sporteln, sondern sich einem erfahrenen Therapeuten anvertrauen, der Ihre Leistungsfähigkeit schrittweise und behutsam bis zu dem Punkt aufbauen wird, wo Sie ohne seine Anleitung weitermachen können.

Dabei stehen ihm drei »Werkzeuge« zur Verfügung:

● Geräte zum passiven Training von Muskeln und Knochen, die Ihre Glieder bewegen, ohne daß Sie sich selbst anstrengen müssen.

● Massagen und andere Techniken zur Lockerung verspannter Muskeln und zur Verbesserung ihrer Durchblutung.

● Das Üben »archetypischer« Grundbewegungen in der Schwerelosigkeit, also im warmen Wasser mit Auftriebskörpern. Die zur Zeit bewährteste Methode heißt »Meerwasser-Auftriebstherapie« (→ Seite 78).

Keine Härte gegen sich selbst

Jede natürliche Behandlung folgt dem Grundsatz: »So hart wie nötig und so sanft wie möglich!« Das gilt nicht nur für Medikamente und andere ärztliche Maßnahmen, sondern auch für die Bewegung bei Osteoporose. So sollten Sie meinen Aufruf zu mehr Bewegung verstehen und keineswegs als die Aufforderung zu »Härte gegen sich selbst«.

Wenn bereits eine Osteoporose mit Schmerzen, Beschwerden und Bewegungseinschränkungen vorliegt, ist Bewegung aus vielen Gründen noch wichtiger als beim gesunden Menschen zur Vorbeugung (→ Seite 55).

Ich möchte Ihnen drei bewährte Übungen zur Lockerung der Wirbelsäule und Stärkung der Stützmuskulatur vorschlagen, die Ihnen Motivation und Anreiz für ein Bewegungsprogramm sein können, das allerdings von einem erfahrenen Therapeuten individuell für Sie zusammengestellt sein muß. Führen Sie diese Übungen aber nur dann aus, wenn Sie sich dazu in der Lage fühlen – fragen Sie bitte Ihren Arzt.

Erste Übung

Sie liegen auf einer Unterlage am Boden mit leicht angewinkeltem rechtem Bein auf der rechten Seite und legen den Kopf auf den Unterarm. Nun heben Sie das linke Bein etwas an, ziehen es zum Brustkorb hoch und strecken es wieder. Gleichzeitig beugen Sie den linken Arm und strecken ihn wieder (→ Abbildung unten). Führen Sie die Übung fünfmal auf der rechten und fünfmal auf der linken Seite durch.

Wenn Sie dabei keinen Spannungsschmerz mehr haben, erweitern Sie die Übung: Drehen Sie das leicht angewinkelte obere Knie nach oben und bewegen Sie gleichzeitig die Hand nach hinten möglichst weit in Richtung Boden. Dabei aber nicht anstrengen! Halten Sie die Stellung eine kurze Weile; abschließend entspannen Sie sich.

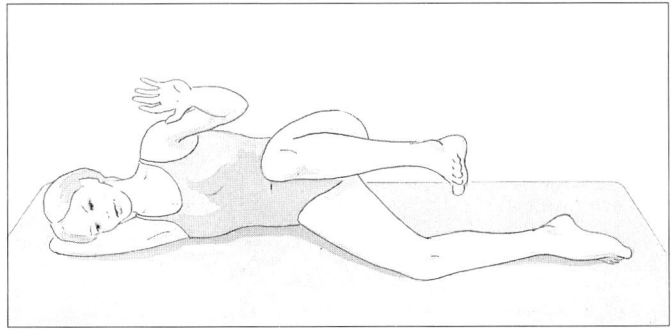

Erste Übung – in Seitenlage das angewinkelte Bein abwechselnd (fünfmal) zum Brustkorb ziehen und wieder strecken, parallel dazu den linken Arm beugen und strecken. Danach auf der anderen Seite üben.

Zweite Übung

Sie nehmen den Vierfüßlerstand ein. Halten Sie das Gleichgewicht, und strecken Sie den linken Arm möglichst weit nach vorn. Gleichzeitig strecken Sie das rechte Bein möglichst weit nach hinten. Nach fünf Sekunden wechseln Sie und strecken den rechten Arm sowie das linke Bein aus (→ Abbildung unten). Diese Übung führen Sie fünfmal durch.

Zweite Übung – im Vierfüßlerstand gleichzeitig linken Arm und rechtes Bein waagerecht ausstrecken; nach fünf Sekunden wechseln und rechten Arm und linkes Bein ausstrecken.

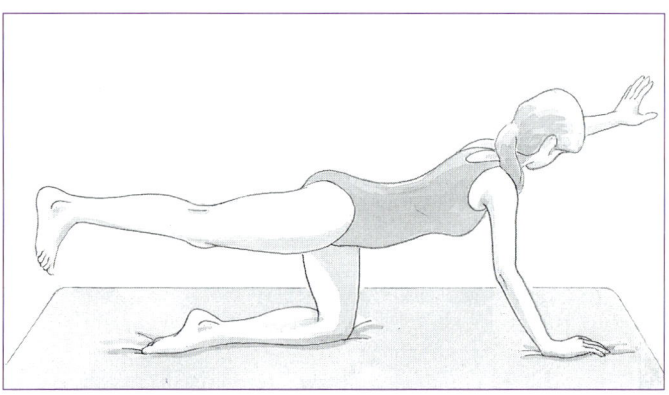

Dritte Übung

Die folgende Übung wirkt einer krankhaften Krümmung der Wirbelsäule (Lordose) entgegen.

Sie legen sich mit dem Bauch auf einen Kasten oder niedrigen Hocker und nehmen den Vierfüßlerstand ein. Heben Sie jetzt das angewinkelte rechte Bein und den ebenfalls leicht angewinkelten linken Arm gleichzeitig so hoch wie möglich (→ Abbildung Seite 85). Bleiben Sie zehn Sekunden lang in dieser Haltung. Wiederholen Sie die Übung mit linkem Bein und rechtem Arm. Zum Abschluß entspannen Sie sich eine Weile.

Stärkung de Wirbelsäule

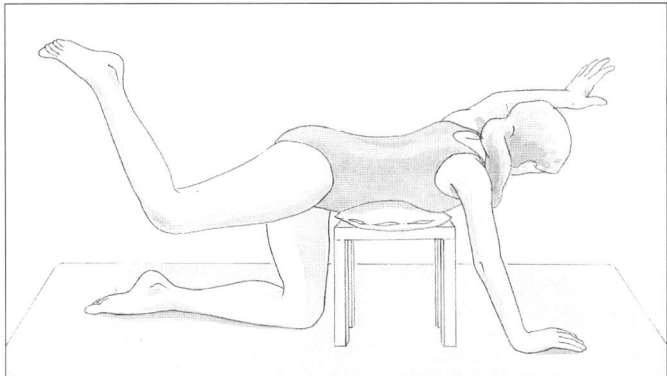

*Dritte Übung –
im Vierfüßler-
stand linken
Arm und
rechtes Bein
gleichzeitig so
hoch wie
möglich
anheben.
Anschließend
mit rechtem
Arm und linkem
Bein üben.*

Fazit: Nur Mut!

Sie wissen jetzt, was Osteoporose ist, wie sie entsteht und was Sie dagegen tun können. Ich habe mich bemüht, in diesem Buch alles Wichtige zusammenzutragen, was wir heute über diese häufigste Krankheit der Welt wissen. Wenn Sie die Fülle an Informationen zunächst verwirrend finden, lassen Sie sich Zeit, und schlagen Sie noch einmal das eine oder andere Kapitel auf. Nicht alles, was da steht, ist für jeden Leser gleich wichtig. Wer seit Jahren unter Osteoporose leidet, wird vieles bereits wissen, hoffentlich aber auch Neues entdecken, das weiterhilft.

Machen Sie den Risiko-Test

Ich habe an vielen Stellen betont, daß mir die Vorsorge besonders am Herzen liegt. Nach dem heutigen Kenntnisstand ist zwar die Reduzierung der Knochenmasse mit fortschreitendem Alter unvermeidlich, aber daraus muß noch lange keine Osteoporose mit krankhaften Symptomen werden. Sie haben es weitgehend in der Hand, ob diese Krankheit bei Ihnen frühzeitig oder überhaupt nicht ausbricht. »Risiko erkannt – schon halb gebannt!« Deshalb hoffe ich, daß der Risiko-Test (→ Seite 23) zu einem Hilfsmittel der Früherkennung wird und dazu beiträgt, auf Risikofaktoren aufmerksam zu machen, an die ein gesunder, relativ junger Mensch zunächst gar nicht denkt. Auch manche Ärzte denken nicht daran.

Aussicht auf Heilung

Den älteren, entweder bereits betroffenen oder sehr gefährdeten Lesern soll dieses Buch Hoffnung vermitteln. Die Fortschritte in allen Bereichen der Medizin, insbesondere in der Naturheilkunde, eröffnen die Aussicht auf Heilung auch bei Krankheiten, die noch vor wenigen Jahren als unheilbar galten. Dazu gehört Osteoporose. Wenn sie weit fortgeschritten ist, kann man Ihnen zumindest so viel an Linderung verschaffen, daß Sie mit der Krankheit zu leben lernen. Hoffnung ist gut, aber man sollte nie falsche Hoffnungen wecken. Osteoporose ist eine Veränderung der Knochen, die sich nicht von heute auf morgen durch ein Medikament oder eine Wundertherapie rückgängig machen läßt. Wer so etwas in Aussicht stellt, handelt zutiefst unseriös. Andererseits ist heute auch in schweren Fällen Hilfe möglich, wenn Arzt und Patient zusammenarbeiten und die breite Palette von Möglichkeiten ausschöpfen.

Gerade bei der Osteoporose ist der Arzt auf die aktive Mitwirkung des Patienten angewiesen. Sollte es mir gelungen sein, bei Ihnen das Bewußtsein Ihrer Eigenverantwortung zu schärfen, würde mich das sehr froh machen. Unser Körper ist kein Gebrauchsgegenstand. Man kann ihn nicht in der Arztpraxis zur Reparatur abgeben, seinen Krankenschein als eine Art Garantiekarte betrachten und erwarten, daß nach einer Spritze alles wieder funktioniert. Diese Einstellung ist hoffentlich »mega-out«.

»Hilf dir selbst, dann hilft dir Gott!«

Also tun Sie selbst etwas, das ist Ihre sicherste Garantie. Ein weises Wort sagt: »Hilf dir selbst, dann hilft dir Gott.«

Zum Nachschlagen

Bücher, die weiterhelfen

Bräckle, Isolde, *Köstlichkeiten mit Quark und Joghurt;* Gräfe und Unzer Verlag, München

Brütt, Bärbel, *Jugend kocht vollwertig;* Gräfe und Unzer Verlag, München

Bruker, M. O., *Unsere Nahrung, unser Schicksal;* Verlag für Ernährung, Medizin und Umwelt, Lahnstein

Eichborn, Benita von, *Gemüse aus der Vollwertküche;* Gräfe und Unzer Verlag, München

Elmadfa, Prof. Dr. I. und andere, *Vitamin- und Mineralstoff-Tabelle;* Gräfe und Unzer Verlag, München

Das Ingrid-Früchtel-Vollkorn-Kochbuch;

Das Ingrid-Früchtel-Vollkorn-Backbuch; Gräfe und Unzer Verlag, München

Hopfenzitz, Petra, *GU Kompaß Mineralstoffe;* Gräfe und Unzer Verlag, München

Kurz, Marey, *Vollwertküche – schnell und leicht;* Vollwertkost, die Kindern schmeckt; Vollkornbrote selber backen; Gräfe und Unzer Verlag, München

Kollath, Prof. W., *Die Ordnung unserer Nahrung;* Karl F. Haug Verlag, Heidelberg

Linden, Dr. med. Volker zur, *Immunsystem natürlich stärken;* Gräfe und Unzer Verlag, München

Lowen, Alexander, *Der Verrat am Körper;* Rowohlt Verlag, Reinbek bei Hamburg

Mayr, Dr. Franz Xaver, *Darmträgheit;* Verlag Neues Leben, Bad Goisern

Mayr, Peter, *Leicht bekömmliche biologische Küche;* Karl F. Haug Verlag, Heidelberg

Möhring, Wolfgang, *Durch Mineralstoffe zu Wohlbefinden und Leistungskraft;* Gräfe und Unzer Verlag, München

Münzing-Ruef, Ingeborg, *So heilt natürliche Nahrung;* Wilhelm Heyne Verlag, München

Pahlow, Mannfried, *Das große Buch der Heilpflanzen;* Gräfe und Unzer Verlag, München

Rauch, Dr. Erich, *Die Darmreinigung nach Dr. med. F. X. Mayr; Milde Ableitungsdiät;* Karl F. Haug Verlag, Heidelberg

Reckeweg, Dr. Hans-Heinrich, *Schweinefleisch und Gesundheit;* Aurelia Verlag, Baden-Baden

Rias-Bucher, Barbara, *Natürlich kochen – köstlich wie noch nie;* Gräfe und Unzer Verlag, München

Rittinger, Eva, *Süßes aus der Vollwertküche;* Gräfe und Unzer Verlag, München

Fachliteratur

Osteoporose von B. Bätge u. a. – Zeitschrift für Allgemeinmedizin, Heft 5/1992

Insufficient collagen synthesis in early childhood as evidenced by analysis of compact bone and fibrolast cultures von R. E. Brenner u. a., Eur. J. Clin. Invest.

Osteoporosis-Diagnosis von Censensus development conference, Am. J. Med.

Krankengymnastik von H. Cotta, W. Heipertz, A. Hüter-Becker, G. Rompe, Georg Thieme Verlag, Stuttgart

Evidence of estrogen receptors in normal human osteoblast-like cells von E. Erikson u. a., Science

Quantitative Knochendichtebestimmung zur Diagnose der Osteoporose von E. H. Graul, Dtsch. Ärztebl.

Bandscheibenschäden von Prof. Dr. med. J. Krämer, Wilhelm Heye Verlag, München

Ernährungsmedizin von Norbert Messing, Verlag Ganzheitliche Gesundheit, Wildberg

Fluoride bei Osteoporose – Ja oder Nein? von H. M. Minne, Z. Allg. Med.

Mobiles Leben, Patientenzeitschrift des Kuratorium Knochengesundheit e. V., Sinsheim

Vital Plus von Dr. med. Karl Pflugbeil, Herbig Verlag, München

Type I procollagen von D. J. Prockop u. a., Am. J. Med. Genet.

Local and systemic factors in osteoporosis von L. G. Raisz, N. Engl. J. Med.

Osteopontin – a possible anchor of osteoclasts to bone von F. P. Reinholt u. a., Proc. Natl. Acad. Sci.

Effect of fluoride treatment on the fractur rate in postmenopausal women with osteoporosis von B. L. Riggs u. a., N. Engl. J. Med.

Involutional osteoporosis von B. L. Riggs, N. Engl. J. Med.

New perspectives in cell adhesion – RGD and integrins. von E. Rouslahti und M. D. Pierschbacher, Science

Mineralstoffe und Spurenelemente von Heinz Scholz, Hippokrates Verlag GmbH, Stuttgart

Gesund an jedem Tag von Herta Steiner, Verlag Das Grüne Haus, Salzburg/Austria

Osteoporose – Wenn die Knochen brüchig werden von Dr. med. Michael Wiedemann, Ambach, Starnberger See

Osteoporosis – a clinical guide von A. D. Woolf, Martin Dunitz Publictions

Beschwerden- und Sachregister

Impressum

Die Deutsche Bibliothek – CIP-Einheitsaufnahme

Jacob, Ursula: Osteoporose natürlich behandeln : So helfen Naturheilverfahren und Naturheilmittel bei Knochenschwund mit Rückenschmerzen und der Gefahr von Knochenbrüchen; frühzeitig erkennen, gezielt
vorbeugen, natürlich behandeln; ärztlicher Rat, praktische Hilfen /
Ursula Jacob. – 1. Aufl. – München: Gräfe und Unzer, 1992 (GU
Ratgeber Leben)
ISBN 3-7742-1587-1

Redaktion: Doris Schimmelpfennig-Funke
Korrektorat: Erdmuthe Merzdorf
Layout und Umschlaggestaltung: Heinz Kraxenberger
Herstellung: Joachim W. Schmidt
Produktion: Michael v. Bressensdorf
Druck: Wagner, Nördlingen
Bindung: VSB, Unterschleißheim

ISBN 3-7742-1587-1